# Vivre l'angoisse autrement

Sauf mention contraire, toutes les citations bibliques de cet ouvrage sont extraites de la Bible de Jérusalem.

ISBN : 979-10-306-0642-3

Composition et mise en page : Continental Médias
Conception de la couverture : Philippe Guitton – LectioStudio
Illustration de couverture : © istockphoto

Dr Louis Masquin

# VIVRE L'ANGOISSE AUTREMENT

Le regard chrétien
d'un neuropsychiatre

EdB

*À mon épouse Chantal, avec tout mon amour.*
*Pour le chemin parcouru ensemble*
*et celui qui s'ouvre devant nous.*

*À nos enfants et petits-enfants :*
*Luc, Claire, Thibault, Loïc et Matthieu :*
*nous vous aimons.*

*À sœur Marie-Pascale Jégou et Anne Dahler,*
*en remerciement pour leur aide précieuse.*

*À tous les patients que le Seigneur m'a confiés.*

« Chacun de nous est le fruit d'une pensée de Dieu.
Chacun de nous est voulu, chacun est aimé, chacun est nécessaire. »

Benoît XVI

# AVANT-PROPOS

L'angoisse, expérience incontournable et que chacun ressentira un jour au fil de son existence, semble devenir omniprésente dans notre société actuelle, envahissant le cœur de l'homme. L'évolution rapide du monde, dans tous les domaines, et les profonds changements qui en résultent, font que l'être humain est en difficulté dans ses repères, ses racines, sans colonne vertébrale solide, dans un monde qui paraît bien souvent sans gouvernail. Voici que l'angoisse surgit, prégnante.

Cependant, les patients que je reçois me montrent que cette angoisse est appréhendée, bien souvent, de façon particulière, comme si l'être humain ne pouvait l'aborder que par ses propres moyens. Et seulement par et avec ceux-ci. L'homme coupé de Dieu rechercherait en lui-même l'essentiel de son existence, son origine et sa finalité.

L'anxiété trouve chaque jour de nouveaux déclencheurs. Beaucoup parmi nous sont confrontés à des difficultés : avenir personnel, le couple, la famille, les difficultés matérielles, financières, le pouvoir d'achat, le chômage, le lien entre anxiété et temps d'écran, et bien évidemment le terrorisme. Le concept d'éco-anxiété s'est fait jour, expression d'émotions face à la dégradation de l'état de la planète (la pollution, la dégradation des sols, l'effondrement de la biodiversité, la gestion de l'eau, ou encore le réchauffement climatique). Sans parler de toutes les catastrophes naturelles, angoissantes par leur intensité et leur fréquence, et enfin la guerre, présente dans de nombreux pays.

Il est vrai que les valeurs telles que la famille, et, bien entendu, la religion, ont disparu du paysage, ou peu s'en faut. Il semble que tout soit devenu anxiogène. L'anxiété d'anticipation fait même que des couples hésitent à donner la vie[1].

Le monde actuel nous confronte à de nombreuses difficultés, et l'épidémie de Covid, qui a fragilisé une bonne partie d'entre nous, a été l'occasion d'une forte augmentation des cas d'anxiété et de dépression. Le monde a vacillé, campé sur ses certitudes du progrès et de maîtrise du risque, balayées brutalement par un virus.

**Confiance, voilà le maître-mot lorsqu'on aborde la peur et les troubles anxieux sur le plan spirituel.**

Certes, l'être humain peut se tourner vers son Créateur à certains moments de sa vie, lorsqu'il se sent dépassé ou confronté à une situation où il demande de l'aide, particulièrement lors de la

1. En 2024, le nombre de naissances en France est le plus faible depuis la fin de la Seconde Guerre mondiale (663 000, selon le rapport de l'INSEE du 14 janvier 2025).

maladie. Mais la grande majorité n'en fait pas une fréquentation quotidienne, une rencontre personnelle. Et c'est de cette rencontre que nous avons à témoigner.

La vie spirituelle au sens où les croyants l'entendent est le lieu où se noue la relation avec Dieu, lieu du dialogue, relation interpersonnelle avec Dieu Trinité. « Croire, ce n'est pas sentir, ce n'est pas voir, c'est faire confiance[2]. » Confiance, voilà le maître-mot lorsqu'on aborde la peur et les troubles anxieux sur le plan spirituel.

Le pape Jean-Paul II a frappé les esprits lorsque, depuis la place Saint-Pierre, le 22 octobre 1978, durant l'homélie de la messe d'intronisation de son pontificat, il nous interpellait : « N'ayez pas peur. » Il renouvelait l'invitation du Christ : *« C'est moi. N'ayez pas peur »* (Jn 6, 20). Le monde entier a toujours en mémoire cet appel. Quelque chose avait changé, radicalement. « N'ayez pas peur, ouvrez toutes grandes les portes au Christ », précisa-t-il, nous invitant justement à cette rencontre. À vivre avec lui. Le Christ s'est incarné pour nous rejoindre dans notre humanité et rester avec nous jusqu'à la fin des temps. Quelle est notre relation avec le Christ ? Où en sommes-nous ? Lui qui est *« le Chemin, la Vérité et la Vie*[3] *»*, nous dit l'apôtre Jean, a connu l'angoisse, et la pire qui soit. Nous avons à réfléchir sur cette entrée dans sa Passion et sur la crise d'angoisse de Gethsémani que nous rapportent les évangiles.

2. Père Odilon de Varine, « Entretien sur l'accompagnement spirituel », *Christus*, janvier 2003, n° 197, p. 51.
3. Jn 14, 6.

Il semble également que nous ayons perdu de vue à la fois la puissance de la Résurrection et la métamorphose de la Pentecôte. Si le matin de Pâques n'avait été qu'un tombeau vide, le christianisme n'aurait jamais connu la diffusion planétaire qui est la sienne. Un tombeau peut être vide de multiples façons, la première étant évidemment de faire disparaître le corps, idée de Marie-Madeleine comme celle des Anciens donnant aux soldats la consigne de dire que les disciples étaient venus enlever le corps. Si les disciples, absents au pied de la croix excepté Jean, ayant verrouillé les portes du Cénacle, enfermés dans leur peur, et n'osant plus sortir, *« saisis de frayeur et de crainte*[4] » lors de la première apparition de Jésus, pensant voir un esprit, sont allés par toutes les nations jusqu'aux confins de la terre, et ont donné leur vie pour être des témoins, c'est qu'eux-mêmes avaient été métamorphosés, transfigurés (en grec, le mot est le même). Ce changement radical et profond ne pouvait trouver sa source que dans la foi. *« Une ferme assurance en la foi au Christ Jésus*[5] », écrit saint Paul. « L'audace joyeuse des apôtres », disait Jean-Paul II.

« La Résurrection n'est pas la réanimation d'un corps, c'est le commencement de la transfiguration de la terre », écrivait le patriarche Athénagoras. Nous sommes invités à vivre dès aujourd'hui cette résurrection. Dès aujourd'hui, debout.

---

4. Lc 24, 37.
5. 1 Tm 3, 13.

# INTRODUCTION

*« Dans mon angoisse, j'ai crié vers le Seigneur,*
*et lui m'a exaucé, mis au large »*
(Ps 118, 5)

L'anxiété et l'angoisse font partie de chaque existence humaine, à un moment ou un autre de notre vie, plus ou moins. C'est une expérience universelle, si bien exprimée par le psalmiste.

Son utilité est évidente quand elle nous avertit d'un danger et constitue une réponse à une situation difficile, et ce, depuis la nuit des temps. Signal d'alarme et de défense, l'anxiété a une valeur positive et peut être un facteur de stimulation intellectuelle par l'éveil de l'esprit qu'elle engendre. Elle nous pousse en avant. Le travail créatif est facilité par l'anxiété, et bien des écrivains, compositeurs ou artistes célèbres en ont témoigné. Mais elle peut devenir pathologique par son intensité, son inadéquation et son irrationalité apparente. Elle entrave alors notre chemin. Elle peut aussi devenir très handicapante, paralysante, invalidante, soit par sa permanence, soit par sa survenue aiguë.

L'angoisse oppresse, resserre, rétrécit, isole. Ceci traduit bien l'origine du mot angoisse, venu du grec *ancho* (serrer, presser, étouffer) puis du latin *angustus* (étroit, resserrement), d'où : défilé, passage étroit. Cela renvoie, pour les chrétiens, à la « la porte étroite » de l'Évangile : *« Entrez par la porte étroite. Large, en effet, et spacieux est le chemin qui mène à la perdition, et il en est beaucoup qui s'y engagent ; mais étroite est la porte et resserré le chemin qui mène à la vie, et il en est peu qui le trouvent »* (Mt 7, 13-14). Le passage vers la Lumière.

**L'anxiété est un phénomène naturel pour anticiper un danger. Mais si elle est excessive et survient hors d'un contexte anxiogène, elle devient pathologique.**

Peur, anxiété, angoisse, qu'est-ce à dire ? Le langage utilise plusieurs mots pour exprimer ces émotions.

La peur est un état d'appréhension, réponse émotionnelle à une menace imminente réelle ou perçue, qui se concentre sur un danger réel, connu, clairement identifié. La peur comporte un objet, extérieur au sujet. Nous savons ce que nous redoutons. La peur est d'intensité limitée, le plus souvent contrôlable, et la confrontation avec l'objet source de la peur peut faire diminuer l'intensité de notre émotion.

La peur n'est pas toujours un phénomène négatif, elle est même nécessaire. La peur est inscrite depuis l'aube de l'humanité. Les animaux connaissent cette émotion, et elle a probablement permis à l'être humain de survivre et de s'adapter, car elle est le signal d'un danger appelant des mesures de protection et de mise en sécurité. Elle peut mobiliser en nous des forces afin d'être plus vigilants.

Elle peut encore traduire l'angoisse de la communion brisée qui laisse un malaise profond. Rappelons-nous que les premiers mots d'Adam, adressés à Dieu, expriment très précisément la peur et la défiance. Au soir du péché originel, le Seigneur Dieu appela l'homme et lui dit : *« Où es-tu ? »* Adam répondit : *« J'ai entendu ta voix dans le jardin, j'ai pris peur parce que je suis nu, et je me suis caché »* (Gn 3, 10). De fait, la relation vient d'être rompue ! La peur envers Dieu est le fruit de la rupture, elle est une conséquence directe du péché.

La peur a également la fonction positive de nous rappeler sans cesse les limites propres à la nature humaine.

L'anxiété ne doit pas être confondue avec la peur. Elle concernerait près de 20 % de la population française. C'est une peur sans objet, sans danger définissable, un état diffus de tension, une inquiétude permanente, flottante, qui ne porte sur rien de précis ou sur tout à la fois. Elle est liée à l'*ad-venir*, à l'inconnu, anticipation d'une menace future. L'anxieux est dans l'attente, dans l'appréhension d'un danger non encore apparu et qui, au demeurant, ne surviendra peut-être jamais. Il est bien connu qu'il y a un fossé très important entre ce qui est redouté, ce qui survient réellement et la manière de le vivre.

L'anxiété est en premier lieu un phénomène naturel pour faire face à une épreuve ou anticiper un danger.

Mais si elle devient excessive, durable et qu'elle survient en dehors d'un contexte anxiogène, elle est considérée comme pathologique[6].

La distinction entre anxiété et angoisse est classique. Elle s'est faite sur la différence d'intensité (l'angoisse est plus intense que l'anxiété), sur la modalité de l'expression (l'anxiété est plus psychique, c'est un état d'esprit, et l'angoisse plus somatique avec des signes corporels), sur la modalité évolutive enfin (l'anxiété est plus chronique, plus permanente que l'angoisse qui est plus aiguë, plus occasionnelle et, fait important, l'anxiété est la plupart du temps déconnectée du vécu événementiel).

On ne s'intéresse plus guère à ces distinctions qui n'ont plus lieu d'être du point de vue médical, et la classification internationale des maladies range tout cela sous le registre des troubles anxieux.

Pour mémoire, le stress, grande vedette d'aujourd'hui – chacun se proposant d'apprendre à ses lecteurs à le gérer – est la réponse psychique et biologique de l'organisme aux situations auxquelles nous sommes confrontés, aux facteurs d'agressions physiologiques et psychologiques ainsi qu'aux émotions. C'est une réponse à une situation donnée, à un objet d'inquiétude connu, qui nous demande une réaction d'adaptation.

6. Il existe une prédisposition familiale ; est-elle génétique ou renvoie-t-elle à l'environnement familial ? La question n'est pas tranchée. Ce qui est certain, c'est qu'un milieu anxiogène, parental ou autre, favorisera l'anxiété chez les enfants.

# I

# AU PAYS DE L'ANGOISSE

L'angoisse ou l'anxiété peuvent présenter différents visages.

## L'anxiété normale

Dans l'anxiété normale, non pathologique, les soucis sont contrôlables et peuvent être remis à plus tard. Leur intensité est proportionnelle à la gravité et à l'impact de l'événement redouté, ils sont expliqués par la probabilité de la survenue et de l'intensité de celui-ci.

Nous connaissons tous l'anxiété, mais nous avons chacun une manière particulière de la vivre. Les manifestations de l'angoisse s'articulent autour de trois dimensions : somatique, psychologique et comportementale.

## L'anxiété somatique

Aucune partie du corps n'est épargnée par l'anxiété dans sa traduction corporelle : manifestations respiratoires (augmentation du rythme respiratoire, sentiment d'oppression thoracique, étouffement, « ça serre ») ; digestives (difficulté à déglutir, boule au creux épigastrique, « ça ne passe pas », certains utilisent l'expression très imagée d'avoir « les nerfs croisés sur l'estomac ») ; cardiaques (palpitations, tachycardie, douleurs devant le cœur) ; urinaires (brûlure mictionnelle, besoin d'aller fréquemment uriner) ; douleurs, tensions et sensations diverses (céphalées, paresthésies, vertiges, crampes, crispations, « serrer les dents ») ; neurovégétatives (bouffées vasomotrices, tremblements, sensation de chaud-froid, sueurs, mains moites, bouche sèche).

En une phrase, Job décrit remarquablement l'angoisse (Jb 4, 14-15) : *« Un effroi m'a saisi, un frisson a fait trembler tous mes os, un souffle a glissé sur ma face, il a hérissé les poils de ma chair. »*

## Manifestations psychologiques

Il s'agit de difficultés de concentration, de l'attention et des troubles de la mémoire. Les pensées fonctionnent en circuit fermé, sans solution possible face au futur qui est danger. Toujours en éveil, en état d'alerte, l'anxieux est hypervigilant, d'où sa tension interne. Il cherche la maîtrise, elle lui échappe et il constate le manque de confiance en lui-même. L'angoissé manque d'ouverture aux autres, se replie sur lui-même en même temps que sa propre sécurité intérieure se délite.

### Manifestations comportementales

On trouve ici deux réactions possibles : inhibition ou agitation.

- *L'inhibition*

Elle peut être physique (incapacité de fournir un effort physique quel qu'il soit, dérobement des jambes qui n'avancent plus, « qui ne marchent plus », avec des troubles de l'équilibre), psychique (incapacité d'avoir des efforts intellectuels, perte de ses moyens) ou encore sociale (impossibilité d'aller voir quelqu'un ou de faire une autre démarche). Si elle s'aggrave, elle peut être totalement incapacitante, invalidante, entraînant des évitements de la situation anxiogène (l'avion, le train, l'autoroute...), des rituels, actions répétées qui calment momentanément l'anxiété mais dont l'échec ultérieur conduit à la répétition.

> L'évitement ou le renoncement ne feront que renforcer le sentiment de peur, même si c'est un soulagement dans l'immédiat. C'est une fausse solution qui débouchera sur le rétrécissement de l'espace de vie, puis de l'être.

### • *L'agitation désordonnée*

À l'inverse de l'inhibition, on trouve, une hyperactivité qui peut être stérile, sans but ; l'angoissé peut ne pas tenir en place et, par ailleurs, présenter de l'agressivité et des troubles du caractère : difficulté de maîtriser ses émotions, ses sautes d'humeur, son irritabilité, son impulsivité, sa nervosité. L'agressivité témoigne de la souffrance intérieure de la personne angoissée.

## L'anxiété pathologique

L'anxiété pathologique se manifeste selon les personnes sous des masques très différents, et on décrit schématiquement six types de manifestations.

### Trouble anxieux généralisé : l'anxiété chronique

Cinq à huit pour cent de la population générale présente ce trouble, « pur » ou associé avec d'autres troubles anxieux et la dépression. Les patients consultent plus souvent le médecin généraliste. Les deux tiers sont des femmes, et l'apparition se fait le plus souvent après vingt ans pour augmenter avec l'âge. Il faut traiter ce trouble, car il risque d'évoluer sur un mode chronique et d'entraîner une souffrance et un handicap dans le fonctionnement global de la personne.

**Une anxiété qui conduit à une altération importante de la vie sociale, professionnelle ou autre, distingue le trouble anxieux de l'anxiété normale.**

Ce n'est pas une anxiété de base, définissant la personnalité ; c'est un état acquis, nouveau, une anxiété pathologique, un état permanent d'une anxiété persistante et de préoccupations excessives, irrationnelles par rapport à la situation (attente avec appréhension de l'avenir, anxiété anticipatoire). Le trouble, qui envahit progressivement tout l'être, prend de l'ampleur et de la durée, au moins six mois, et concerne des événements, même improbables, de la vie quotidienne (responsabilités professionnelles, problèmes financiers, performances scolaires des enfants) et toute autre activité.

Se faire du mauvais sang, s'inquiéter de tout, en permanence, appréhender de façon anxieuse le lendemain même s'il semble assuré, surestimer la probabilité et la gravité d'un événement redouté, sous-estimer ses propres ressources et les facteurs de secours autour de soi, tel est le mode de vie de l'anxieux chronique.
L'anxieux ne supporte pas l'incertitude, c'est un guetteur et un veilleur toujours sur le qui-vive, même imaginaire.

Les troubles sont les mêmes que ceux rencontrés dans l'anxiété normale, mais en pire. Les soucis sont excessifs et la souffrance secondaire due à cette préoccupation constante provoque un handicap, une altération importante du fonctionnement social, professionnel ou dans d'autres domaines de la personne. Ce retentissement est à souligner car il distingue ce trouble de l'anxiété normale.

## La crise d'angoisse aiguë

Les patients redoutent cette crise aiguë que l'on nomme « attaque de panique ». La détresse est alors majeure, c'est la plus difficile à vivre. Elle représente la peur intense, l'impression que tout échappe, une sensation de terreur. Il s'agit d'attaques récidivantes d'anxiété, qui débutent brutalement, sans raison apparente, et surviennent de façon imprévisible. Les symptômes somatiques (respiratoires, cardiaques, digestifs) sont à leur paroxysme ; il se surajoute une dimension comportementale allant de l'agitation, de l'impossibilité de rester en place, à la stupeur, à l'inhibition. La personne est comme paralysée, telle la proie devant le serpent boa, avec, par ailleurs, un sentiment d'irréalité (de dépersonnalisation, d'éloignement, de coupure d'avec la réalité).

Trois points sont caractéristiques :

- l'impression de mort imminente et de catastrophe ;
- l'impression de devenir fou, d'être étranger à soi-même, d'étrangeté de son corps et de la perception de soi, avec des sensations bizarres ;
- l'impression de perdre la maîtrise, le contrôle, de perdre tous ses moyens. Cette perte du contrôle, de la maîtrise face à notre désir de tout contrôler, conduira à l'inéluctable constatation que… tout

compte fait, nous ne contrôlons pas grand-chose et que notre vie peut nous être redemandée aujourd'hui même. Il peut y avoir réellement perte de contrôle. En témoignent, par exemple, les victimes d'arnaque sur internet lorsque l'émotionnel prime sur le rationnel.

On trouve, dans le livre de Daniel, la crise d'angoisse aiguë de Balthazar, fils du roi Nabuchodonosor, à la vision de l'écriture sur le mur[7]. Elle est éloquente : « *Le roi changea de couleur, ses pensées se troublèrent, les jointures de ses hanches se relâchèrent, et ses genoux se mirent à s'entrechoquer.* » Il s'agit bien d'une angoisse aiguë !

L'attaque de panique survient tout d'un coup, elle va durer de quelques minutes à quelques heures, récidivant de façon plus ou moins rapprochée. La crainte de la récidive et la gravité de ces crises font que ces personnes consultent généralement rapidement. Il est évident que la répétition de ces crises entraînera un changement de comportement important.

## Troubles phobiques

L'angoisse s'est « cristallisée » sur des marques spécifiques.

En effet, la phobie est une peur persistante, intense ou bien excessive, incontrôlable, spécifiquement déclenchée en présence d'un objet ou d'une situation déterminée.

7. Dn 5, 6.

Le patient en reconnaît la nature irrationnelle, et on peut dire que le phobique est victime du « primat de l'émotionnel » sur le rationnel. Pour lui, le monde est clivé en deux : sécurité ou danger.

« J'anticipe, j'interprète et j'amplifie » est en quelque sorte la devise psychologique des personnes phobiques, écrit Christophe André[8]. Néanmoins, pour qu'une phobie soit considérée comme une maladie, il faut qu'elle soit invalidante pour la personne, avec des retentissements importants dans sa vie quotidienne.

Le catalogue des phobies paraît n'avoir aucune limite. Pour être simple, on peut distinguer :

### • *Les phobies de l'espace*

L'agoraphobie (peur : phobie, des espaces : agora). L'anxiété est liée au fait de se retrouver dans des endroits ou des situations où il pourrait être difficile ou gênant de s'échapper, ou dans lesquelles on pourrait ne pas trouver de secours en cas de crise aiguë. Être enfermé dans un autobus, un train, un avion, passer sous un tunnel, traverser un pont, être dans une file d'attente, quelle qu'elle soit, mais souvent aux caisses des grands magasins (ce qui se double de l'angoisse de la foule), ou de rouler sur la voie de gauche de l'autoroute où il est difficile de s'arrêter. Évidemment ces situations sont évitées le plus soigneusement possible (ce qui restreint d'autant le champ

---

8. Christophe André, *Psychologie de la peur, craintes, angoisses et phobies*, Odile Jacob, Paris, 2004, p. 79.

de l'existence), ou vécues dans un état de souffrance marquée par la crainte de la crise d'angoisse aiguë ou bien par la mise en place de moyens contre-phobiques qui permettent d'affronter la phobie : être accompagné, voire d'un simple objet. Une patiente déterminait son périmètre de déplacement très précisément en fonction de la distance qui la séparait d'une pharmacie. Une autre calculait ses déplacements en fonction de la distance qui la séparait du cabinet de consultation du médecin généraliste. On pourrait multiplier sans fin les exemples. Dans les cas les plus graves, cela peut aller jusqu'à refuser de quitter le domicile.

- *Les phobies spécifiques*

La présence ou l'anticipation, la simple pensée de la confrontation à un objet ou à une situation spécifique déclenche la peur phobique. Bien que le sujet reconnaisse le côté excessif et irrationnel de la peur, l'exposition à cette situation déclenche cette peur qui peut prendre l'allure d'une crise de panique. Il s'ensuit, là encore, un évitement de ces situations et un retentissement important dans la vie personnelle et professionnelle, les activités sociales, les relations avec autrui. Il est impossible de dresser ici l'inventaire de ces phobies. Elles peuvent être liées à un objet (seringue, couteau, aiguille), un être vivant (araignée, serpent, souris, pigeon...), une situation (transports publics, ascenseurs, voyages aériens, conduire une voiture, des endroits clos (claustrophobie), l'environnement naturel (orages, hauteurs, l'eau), la vue du sang ou encore la crainte de contracter une maladie (peur des microbes, nosophobie c'est-à-dire la crainte de toute maladie, cancérophobie). D'autres phobies sont plus à rapprocher de l'obsession, telle la phobie d'impulsion (crainte de faire du mal à son enfant).

On peut encore citer la phobie scolaire, mais ce trouble paraît plus en rapport avec l'anxiété de séparation, voire aujourd'hui le harcèlement.

Ces troubles phobiques sont souvent associés à d'autres troubles anxieux ou à d'autres pathologies (dépression) et sont par ailleurs source d'abus de médicaments ou d'alcool.

Dernière en date : la « nomophobie ». Le mot est créé de toutes pièces par la contraction de « *no mobile phobia* », terme apparu en 2008 au Royaume-Uni pour désigner l'angoisse liée à la perte de son téléphone portable. Le *Petit Robert* en 2016 définit la nomophobie comme une « dépendance extrême au téléphone portable ». La fréquentation des réseaux sociaux, la multiplication des SMS, l'utilisation fréquente du téléphone, la sensation de manque, jusqu'à la crise d'angoisse, lorsqu'il n'est pas utilisable, vont bien dans le sens d'une addiction[9].

9. Et pourtant le trouble n'est pas répertorié par le DSM-V, bien que certains spécialistes plaident pour que l'addiction au téléphone soit reconnue comme une pathologie bien réelle.

Quelle est l'origine des phobies ? Les recherches mettent en évidence trois facteurs participant au risque d'en développer : un tiers viendrait d'un événement vécu plus ou moins traumatisant ; un autre tiers serait issu de l'éducation ; le dernier tiers reposerait probablement sur une forme de prédisposition biologique à l'anxiété.

## L'anxiété sociale

L'anxiété sociale est une peur ou une anxiété marquée, ou intense, de situations sociales dans lesquelles la personne peut être observée par les autres : la rencontre de personnes inconnues, des situations dans lesquelles la personne réalise une performance devant des gens, par exemple prononcer un discours, ou peut être observée en train de manger ou de boire. Ces situations sont évitées ou endurées dans une peur ou une anxiété intense, avec une disproportion nette par rapport à la menace réelle posée par la situation sociale et le contexte socioculturel. On saisit combien cette phobie sociale peut être handicapante dans de nombreux domaines sociaux et provoquer une détresse importante.

On retrouve une prévalence d'anxiété sociale plus importante chez les femmes que chez les hommes. L'apparition du trouble se situe généralement à l'adolescence, entre 8 et 15 ans, parfois à la suite d'une expérience stressante ou humiliante. Il peut exister également un terrain d'inhibition sociale ou de timidité.

En réalité, tout être humain développe dans l'enfance une anxiété sociale qui est normale et fait partie du développement du fonctionnement social. C'est une étape que la plupart des enfants (ou les adolescents) dépassent ensuite. Cependant, elle devient pathologique si elle persiste ou refait surface, et si elle se transforme en une anxiété sociale au long cours.

## L'état de stress post-traumatique

### • *Causes*

C'est le seul état anxieux qui se définit par sa cause. On a beaucoup travaillé sur ce sujet ces dernières années du fait du lot de violences de toutes sortes : attentats, terrorisme, kidnappings, mais aussi toutes les agressions sexuelles dont on connaît le potentiel dévastateur.

L'ESPT (état de stress post-traumatique) concerne en premier lieu les sujets qui ont vécu personnellement une situation exceptionnelle où ils ont été confrontés brutalement à un risque majeur pour leur sécurité et leur vie. Ils sont envahis par une frayeur, un sentiment d'horreur et d'impuissance. Il s'agit d'une effraction majeure des défenses psychiques.

Peuvent être concernés également les témoins d'un événement traumatique qui frappe d'autres personnes ; enfin, des personnes ayant appris que ce ou ces événements violents sont arrivés à un membre de leur famille proche ou à un ami intime peuvent également développer un ESPT. Ceci a été particulièrement net lors des attentats (ou des situations de guerre), lorsque les membres de la famille sont sans nouvelles de leur proche, habités par le questionnement de leur mort éventuelle. Cet état de stress survient aussi dans le cas de personnes exposées de façon répétée à des situations traumatisantes.

On connaît bien aujourd'hui les délabrements somatiques, psychologiques et spirituels de l'enfant ou de l'adolescent exposé à des agressions sexuelles dans la durée.

D'où la nécessité de s'arrêter plus longuement sur cet état[10].

Ce ou ces événements peuvent engendrer chez les victimes des troubles immédiats brefs, représentés par une réaction aiguë à un facteur de stress, des troubles post-immédiats dont l'état de stress aigu (ESA), et des troubles retardés ou différés, dont l'état de stress post-traumatique (ESPT), qui survient dans les six mois qui suivent le ou les événement(s) traumatisant(s).

---

10. Selon le rapport de la Commission indépendante sur l'Inceste et les Violences sexuelles faites aux Enfants (Ciivise) remis le 17/11/2023. Quelque 160 000 enfants sont victimes chaque année de violences sexuelles, soit un enfant toutes les trois minutes. Au total, une personne sur 10 a été victime de violences sexuelles dans son enfance, soit 5,4 millions d'adultes. 8 victimes sur 10 (83 %) s'étant confiées à la Commission sont des femmes. 9 victimes sur 10 (89 %) ont développé des troubles associés au psychotraumatisme ou trouble de stress post-traumatique (TSPT).

### • Caractéristiques

Trois composantes constituent ce syndrome : le syndrome de répétition, d'évitement et d'hypervigilance, associés à d'autres signes moins spécifiques.

#### Le syndrome de répétition

Il est tout à fait caractéristique : l'expérience traumatisante revient de façon répétitive, avec des reviviscences envahissantes. C'est comme si le cerveau était bloqué en état de choc et repassait la même scène à des moments imprévisibles, que l'on soit éveillé ou endormi.

Cette reviviscence s'impose, et la personne ne peut s'éloigner du traumatisme : elle revit l'événement initial malgré elle à travers des symptômes intrusifs. Ce sont des rappels de souvenirs (idées, images), de sensations, d'émotions, de réactions comportementales, aussi bien dans la journée que dans les rêves, ou des cauchemars rappelant la scène traumatique, avec le même sentiment de détresse, parfois même véritable terreur nocturne avec réveil brutal du patient en sueur et tachycardie.

Le sujet ne peut ni prévenir, ni empêcher cette expérience toujours répétée, fugace ou plus durable qui envahit sa vie et qui a toujours un caractère pénible. Ces retours peuvent être spontanés ou favorisés par des éléments externes lorsque des indices peuvent rappeler l'événement traumatisant. Tout se passe « comme si » l'événement traumatique allait se reproduire, avec l'impression de revivre la situation (*flash-back*).

Ce syndrome de répétition est vécu dans l'angoisse, la détresse, rappelant les affects de la situation initiale.

*Le syndrome d'évitement*

Le patient met en place progressivement des conduites d'évitement plus ou moins conscientes pour lutter contre les répétitions et pour tenter d'éviter de revivre douloureusement la situation traumatique. Il fait des efforts pour éviter les souvenirs, pensées ou sentiments et se détourne de tout indice rappelant la situation initiale redoutée, essaye de mettre en place une restriction des réactions affectives pour prévenir les sentiments et les émotions liés à l'expérience traumatisante, avec un risque d'émoussement de l'ensemble de la vie émotionnelle.

Le retrait peut être très marqué car les réactions d'évitement peuvent prendre le dessus. Il met en œuvre des stratégies telles que renoncer à certains trajets, transports, programmes de télévision, films, mais aussi limiter les relations professionnelles, amicales, fuyant les conversations, possibles source d'angoisse, avec pour conséquence un retrait et un handicap social souvent important.

*Le syndrome d'hypervigilance*

Il s'agit d'un état d'alerte permanente qui se traduit par des troubles du sommeil (difficultés d'endormissement, reviviscences lors de la baisse de vigilance de l'endormissement, sommeil interrompu), des attitudes d'hypervigilance anxieuse par rapport à l'environnement avec une hyperréactivité sensorielle, le patient étant toujours sur ses gardes, tel un veilleur. Il perçoit tous les *stimuli* de manière amplifiée et non discriminée, ce qui explique en partie les fréquentes reviviscences et réactions de sursaut exagérées lors d'une sonnerie de téléphone, une porte qui claque. Ces réactions sont ressenties comme une perte de contrôle qui augmente l'irritabilité, avec parfois des accès de colère, dans un contexte d'alerte permanente, des difficultés de concentration, une hyperémotivité avec irritabilité.

### *Une hyperexcitabilité neurovégétative permanente*

Cet état d'alerte permanent traduit l'activation du système sympathique[11] : augmentation du rythme respiratoire, de la fréquence cardiaque, pâleur, sueur, contraction douloureuse de certains viscères gastro-intestinaux et urinaires avec parfois vomissements et diarrhée, brusque envie d'uriner, voire émission irrépressible d'urine.

### *Autres signes moins spécifiques*

Les manifestations anxieuses sont omniprésentes et l'anxiété peut avoir tendance à devenir permanente.

---

11. Partie du système nerveux qui intervient dans les situations de stress ou d'alerte (N.D.E.).

D'autres troubles font partie intégrante de ce syndrome, en particulier les troubles du fonctionnement intellectuel, des troubles corporels (fatigue et algies diverses).

Enfin la composante dépressive est fréquente (pratiquement un patient sur deux).

Cette difficulté à vivre le présent ne facilite bien évidemment pas le regard vers l'avenir qui paraît bouché ou même inexistant. Des questions sur la vie, la perte de la maîtrise de ses pensées et de ses émotions, de la sécurité et du sens de la vie se font jour.

### Troubles obsessionnels compulsifs

Le trouble obsessionnel compulsif (TOC) fait partie des troubles anxieux[12]. Grâce à la médiatisation sur le sujet, le regard sur ce trouble a changé. Jusqu'à présent, les personnes qui souffraient de TOC avaient plutôt tendance à cacher leur trouble à leur entourage : amis ou milieu professionnel, ou bien à les rationaliser.

Parfois, l'entourage peut être pris dans l'organisation obsessionnelle, malgré les conséquences parfois très lourdes. Ainsi, la famille d'une patiente devait entièrement se déshabiller sur le seuil de la porte au

12. Les TOC ont pourtant été individualisés dans les classifications internationales depuis la DSM-V, Manuel diagnostic et statistique des Maladies mentales (Association américaine de Psychiatrie).

retour de l'extérieur par peur de la contamination. Une fois dénudé, chacun pouvait entrer. On conçoit que la vie a été détruite par cette pathologie. Il est d'ailleurs toujours très étonnant que les proches acceptent de subir de tels comportements totalitaires, sauf à penser que l'acception du rituel entraînera une amélioration de celui-ci, ce qui est strictement le contraire.

Les TOC sont des troubles anxieux caractérisés par des « obsessions » et des « compulsions ». Les obsessions sont des pensées ou des images envahissantes qui surgissent à répétition et qui sont difficiles à chasser de l'esprit. Elles génèrent souvent de l'angoisse. Pour gérer cette anxiété, la personne va effectuer des compulsions ou rituels servant à diminuer cette anxiété.

Pour dire simplement, les obsessions sont dans la pensée (idées ou représentations) ce que les compulsions sont en acte (comportements).

Elles ont des caractéristiques communes. La personne reconnaît qu'elles viennent d'elle-même, intrusives et inappropriées, qu'elles ne sont pas imposées par l'extérieur. Elles s'imposent au sujet de façon répétée et incoercible. Elles sont désagréables, le sujet n'en tire aucun plaisir et leur résiste. Elles sont à l'origine d'un sentiment de détresse et interfèrent dans le fonctionnement social ou individuel du sujet, parfois de façon très invalidante. Les rituels du lever d'une patiente étaient tellement compliqués qu'elle n'avait même plus le temps dans une journée d'arriver au but recherché : se lever.

On peut schématiquement classer les obsessions-compulsions autour de quatre grands thèmes :

- Vérification et doute : vérifier plusieurs fois l'action qui vient d'être effectuée, récapituler sans cesse, avoir bien fermé la porte, peur d'oublier le gaz, etc.
- Peur de la saleté : se laver sans cesse, peur de la contamination et de la souillure, enlever la moindre poussière, laver tout ce qui vient de l'extérieur. On comprendra la fréquence de ce type de manifestations avec les rituels de lavage, chez les personnes ayant eu à subir des violences sexuelles dans leur enfance. C'était le cas d'une patiente qui se lavait avec de l'eau de javel, y compris les parties intimes.
- Contrôle et maîtrise : le même ordre, le même programme, les mêmes places pour les objets. Peur de prononcer des phrases blasphématoires, de commettre des actes délictueux.
- Sens pathologique de la responsabilité : se tenir pour responsable de tous les malheurs du monde et éprouver une culpabilité pathologique. Prononcer une phrase conjuratoire pour éviter qu'il arrive malheur à autrui. Elle est particulièrement importante dans les scrupules. Ressentir l'impression d'avoir causé du tort à autrui.

Il faut insister sur ces obsessions, intrusions dans la pensée du sujet de mots, d'images ou d'idées de nature très variable, allant de la banalité du quotidien, d'attitudes que le sujet a pu avoir et de ses conséquences, jusqu'au questionnement métaphysique, des scènes à contenu sexuel ou de mort.

Dans le combat spirituel, il est fréquent que les prêtres soient très régulièrement attaqués par des obsessions de ce type, idéique à contenu sexuel ou idées de blasphème. Il n'est pas étonnant que ces attaques se passent très précisément dans les moments où ils exercent leur ministère (messe, consécration, communion et confession). Cependant, ceci n'est pas réservé au clergé ou aux consacrés, et de nombreux chrétiens peuvent vivre ces difficultés, particulièrement la culpabilité pathologique.

### Trouble anxieux induit par une substance

L'impact des drogues peut différer d'une personne à l'autre. Il est courant que des angoisses soient associées aux prises de drogues.

L'augmentation de consommation de produits illicites (drogues diverses) ou licites (alcool, médicaments) pose à l'évidence le problème de l'angoisse chez nos contemporains, particulièrement chez les jeunes générations. On constate que certaines addictions (cocaïne, Fentanyl qui est un analgésique opioïde) sont en augmentation constante.

L'effet de modification de la conscience est clairement recherché, et le vocabulaire en témoigne : « faire la fête », « la défonce », « s'éclater », « ça déchire », « un trip »… Certains adolescents « partent en *live* ». Disparaître pour ne plus avoir mal. L'angoisse est souvent très importante chez eux, débordant leurs défenses psychologiques. L'usage détourné des médicaments et plus particulièrement des substances psychoactives est inquiétant, d'autant plus que le détournement d'usage s'accompagne de comportements à risques (doses élevées, injections de comprimés pilés, médicaments fumés ou sniffés…).

Aujourd'hui, il n'y a pas d'âge pour ce trouble qui concerne aussi, à l'évidence, le monde adulte.

**Une angoisse peut témoigner de difficultés présentes, mais méconnues ou occultées.**

Nous avons passé en revue les visages de l'angoisse et de l'anxiété « pure ». Cette séparation est nécessaire sous l'angle de la recherche, mais ne se retrouve guère en pratique. Les expressions de l'anxiété, tellement diverses, sont fréquemment intriquées avec d'autres pathologies, en particulier la dépression.

Les troubles anxio-dépressifs sont extrêmement fréquents, et il s'agit d'une réalité clinique incontestable. Parfois, les troubles anxieux précèdent la dépression, comme si l'anxiété était un facteur de vulnérabilité aux épisodes dépressifs ; on a dit que « l'anxiété faisait le lit de la dépression ». On peut en fait se demander si cette angoisse ne témoigne pas de difficultés présentes, mais méconnues ou occultées. Elle serait alors un signal d'alerte de la fragilisation de la personne, de la désorganisation débutante de son psychisme déjà confronté à la dépression. Dans d'autres cas, ces troubles anxieux évoluent de façon simultanée avec la dépression. Enfin, il peut s'agir d'une anxiété résiduelle après la fin d'un épisode dépressif.

Pour illustrer cette association, je voudrais retenir ici simplement deux observations.

Selon l'écrivain américain William Styron : « La souffrance occasionnée par une dépression grave est tout à fait inconcevable pour qui ne l'a jamais endurée, et si dans de nombreux cas elle est tue, c'est parce que l'angoisse qui l'accompagne est devenue intolérable[13]. » Il notera plus loin l'expérience bienheureuse d'entendre par hasard, en visionnant une cassette vidéo, un fragment de la *Rhapsodie pour contralto* de Brahms, que lui avait chantée un jour sa mère, disparue lorsqu'il avait treize ans. Un flot de souvenirs heureux a alors déchiré les ténèbres des idées suicidaires, et entraîné une nouvelle démarche thérapeutique qui le conduisit à la guérison. La vie plus forte que la mort.

Par ailleurs, on lira avec beaucoup d'intérêt la relation écrite par sœur Marie de la Trinité pour son psychanalyste Jacques Lacan, qu'elle a intitulée : *De l'angoisse à la paix*[14].

---

13. Styron William, *Face aux ténèbres. Chronique d'une folie*, Folio Gallimard, Paris, 1990, p. 56.
14. Marie de la Trinité, *De l'angoisse à la paix. Relation écrite pour Jacques Lacan*, Arfuyen, Paris, 2003.

Née en 1903, malgré son attrait pour la vie contemplative, elle suit les directives de son père spirituel et entre dans une congrégation nouvelle, vouée à l'action caritative : les dominicaines missionnaires des campagnes. Elle sera successivement assistante générale, maîtresse des novices, puis secondera la prieure générale pour l'organisation de la congrégation. Une grande fatigue – un des symptômes inauguraux de la dépression – survient alors, et elle est hospitalisée à cinquante-trois ans. La dépression est sévère, et certains traits font penser à la forme la plus grave de dépression, que les psychiatres français appellent une « mélancolie », lorsque le patient perd contact avec la réalité. La culpabilité est majeure, excessive, inappropriée, avec des idées d'indignité, et elle décrit bien les manifestations obsessionnelles qui la torturent. L'angoisse évolue avec la même intensité dramatique : « Ma terreur devint telle que j'eus le sentiment de frôler la folie. L'angoisse n'était plus reliée à aucun motif, plus rien ne la limitait, et plus rien en moi ne pouvait lui résister, elle avait tout submergé » (p. 36). Les conditions de son hospitalisation de douze jours laissent pour le moins perplexe – nous sommes au tout début des médicaments pour le système nerveux – mais, *a contrario*, cette expérience douloureuse l'amènera à chercher au fond d'elle-même avec le Seigneur les chemins qui la conduiront à la paix. Une fois guérie, elle sera associée à la révision des constitutions de la congrégation, entreprendra une formation de psychothérapeute et exercera dans un hôpital, avant d'être rappelée dans sa congrégation, où elle mourra d'un cancer en 1980.

Angoisse et dépression se retrouvent également fréquemment associées dans ce que nous appelons « les blessures de l'intime », que nous allons envisager.

# II

# LES BLESSURES DE L'INTIME

Le monde change, la souffrance de l'être également, et elle se dit de façon différente selon les époques, de même que la pathologie psychiatrique évolue au fil de l'histoire de la société. La fin du siècle dernier et le début de celui-ci sont faits de troubles de la personnalité, d'intolérance à la frustration et d'une pathologie de la consommation sous toutes ses formes. Ce qui renvoie bien évidemment au monde d'aujourd'hui : troubles de la personnalité, dépressions, addictions multiples, alcoolisme, tabagisme, drogues, addiction au jeu, addictions sexuelles, pornographie, troubles des comportements alimentaires…

L'homme ne s'y retrouve pas quand il évolue dans un monde essentiellement consumériste et matérialiste. En résultent l'angoisse et la flambée de la consommation de médicaments tranquillisants, et, par ailleurs, une montée spectaculaire du taux de dépression.

En France, plus d'un quart des Français consomme des anxiolytiques, des antidépresseurs, des somnifères et autres médicaments pour le mental. Les anxiolytiques sont les médicaments psychotropes les plus consommés en France, devant les hypnotiques et les antidépresseurs[15].

La consommation d'anxiolytiques et d'hypnotiques s'est encore accrue en France depuis mars 2020 du fait de la crise sanitaire de l'épidémie de Covid avec ses confinements successifs.

L'augmentation de la fréquence des dépressions à l'échelle mondiale nous interroge très profondément. En effet, l'Organisation Mondiale de la Santé (OMS) estime que, dans les dix ans à venir, la dépression sera en deuxième position parmi les pathologies les plus fréquentes, juste derrière les maladies cardiovasculaires. Elle sera également, dans les dix ans qui viennent, la deuxième cause d'invalidité dans le monde[16]. Et une

15. Cf. www.santepubliquefrance.fr, « La consommation des médicaments psychotropes en France », mis à jour le 11 juin 2019. En 2015, près de 13,4% de la population française a consommé au moins une fois une benzodiazépine, ce qui place la France au 2e rang de la consommation de cette molécule en Europe, derrière l'Espagne.
16. En France, on estime que près d'une personne sur cinq a souffert ou souffrira d'une dépression au cours de sa vie. Pour les personnes intéressées par le sujet, voir mon livre *La dépression, vers une nouvelle aurore ?* EdB, Nouan-le-Fuzelier, 2023.

fois encore, le raisonnement que l'on dit scientifique nous emmène dans les mêmes impasses, en ignorant délibérément la nature profonde de l'être humain.

Le monde change et la souffrance s'exprime davantage. Certains sujets sont aujourd'hui plus accessibles et moins difficiles à mettre en mots. Il en est ainsi des dramatiques abus et violences sexuelles de l'enfance et de l'adolescence. À l'inverse, d'autres domaines ont été tellement banalisés que les aborder devient difficile, ces souffrances étant considérées comme faisant partie du quotidien, partie intégrante du monde d'aujourd'hui. Pour cette raison, il semble déraisonnable de s'arrêter sur elles, alors même qu'elles peuvent être très importantes.

> **Certaines souffrances, banalisées, sont tues alors qu'elles peuvent être très importantes.**

## Abus et violences sexuelles

Que de souffrances exprimées aujourd'hui ! Qu'on se souvienne de la libération de la parole lors de la révélation des abus sexuels dans l'Église. Ces souffrances, nombreuses et parfois répétitives, prolongées, marquent à tout jamais ceux qui les ont subies. Entourées d'un halo de honte et de culpabilité, elles étaient soigneusement tues jusque récemment, avec, bien souvent, la complicité de l'entourage. L'inceste, en particulier, détruit les images parentales et désorganise gravement le développement de l'enfant. C'est une déchirure, une fracture dont la gravité se double de la loi du silence.

Il fallut attendre 1985 pour évoquer publiquement l'inceste[17].

Mais aujourd'hui, ces violences sexuelles se multiplient également hors des familles, et la diffusion pornographique induit certainement une augmentation de ces violences, d'autant plus que les interdits disparaissent ou se fragilisent.

Ces souffrances se dévoilent par l'émergence de troubles, en particulier somatiques, qui se manifestent aussi bien chez les enfants, les adolescents ou les adultes. Patrick C. Goujon décrit bien ce langage corporel : « Enfant, j'avais connu divers symptômes. Ils ne faisaient pas signe : on ne les avait pas rapprochés les uns des autres. Mon corps s'était exprimé, mais je n'avais pas parlé [18]. »

**L'abus sexuel est connu comme un facteur de risque important de suicide et de tentatives de suicide.**

Chez la femme, on observera plus fréquemment des syndromes anxio-dépressifs avec dévalorisation massive, des troubles des conduites alimentaires, souvent dans le sens de la boulimie, aboutissant à une obésité importante, parfois véritable infirmité. À plusieurs reprises, j'ai pu l'observer, comme s'il fallait rejeter ce corps et le

---

17. Journal *La Croix* du 16/01/02, Dossier parents-enfants : « Briser le tabou de l'inceste ». En France, l'inceste continue de détruire des vies. Chaque année, environ 160 000 enfants sont agressés sexuellement, le plus souvent par un membre de la famille. En résultent des angoisses majeures, des troubles de la personnalité, de l'anorexie-boulimie, des dépressions sévères, des tentatives de suicide. Les violences sexuelles sont indubitablement à prendre en compte dans le suicide des jeunes.
18. Patrick C.Goujon. *Prière de ne pas abuser*. Seuil, Paris, 2021, p. 51.

rendre repoussant pour ne plus être agressée, et interdire tout plaisir. Ces symptômes peuvent être associés à des troubles obsessionnels compulsifs (TOC), en particulier des rituels de lavage, comme on l'a vu.

Retrouver un antécédent d'abus sexuel de l'enfance est fréquent dans beaucoup de dépressions majeures, et ce, quel que soit l'âge. Ce phénomène concerne aujourd'hui près d'un tiers des femmes en dépression, mais il est particulièrement présent dans les dépressions de l'adolescent. L'abus sexuel est connu comme un facteur de risque important de suicide et de tentatives de suicide : ainsi, 42 % des personnes abusées dans l'enfance confient avoir déjà tentées de se suicider, et dans le cas d'inceste dans l'enfance, ce chiffre monte à 53 %.

Si l'événement est historique, c'est-à-dire inscrit dans l'histoire de la personne, il peut ressurgir à tout moment, venant du plus profond de la mémoire traumatique. Car il ne faut pas croire que le temps à lui tout seul apaise la souffrance. La notion d'abus sexuels peut se retrouver chez des patientes avancées en âge.

Ce fut le cas de Jacqueline[19], qui entama une démarche d'accompagnement à soixante-cinq ans. Tout au long de sa vie, elle avait été invalidée par des troubles obsessionnels compulsifs : peur des microbes, peur d'être souillée, rites de lavages, rangements, remettre

19. Les prénoms utilisés ont été modifiés pour des raisons évidentes de confidentialité.

en ordre, refaire les comptes… Elle avait été violée par une personne de son entourage à l'âge de onze ans, et ce, à plusieurs reprises.

La chape de silence qui recouvrait tous ces problèmes explique que nombre de ces victimes aient porté toute leur vie ce secret, et que ce n'est qu'aujourd'hui, du fait que le sujet est plus facilement abordé, qu'elles peuvent enfin entreprendre un chemin de guérison. Il arrive également que des dizaines d'années soient nécessaires avant que remonte à la mémoire le traumatisme, ou que puisse être enfin dit ce qu'elles ont vécu.

La culpabilité est parfois aggravée par le fait que la victime n'a pas pu ou su dire non, durant une longue période, parfois pendant des années. Elle a alors le sentiment d'être devenue partie prenante, consciemment ou pas, de ce qui a été vécu dans cet éveil trop précoce de la sexualité. Une impression de connivence émerge alors, tache vécue comme indélébile. C'est l'histoire de Mélissa, à qui son frère aîné avait imposé des rapports depuis l'âge de onze ans jusqu'à seize ans, et qui se reprochait de ne pas avoir su dire non. Reçue en hospitalisation suite à une grave tentative de suicide, elle ressentait honte, dégoût, manque de confiance, sentiment de trahison. Un long travail psychothérapique fut dès lors nécessaire.

## Interruption volontaire de grossesse

Il faut évoquer ici ces femmes qui ont eu à vivre ce drame et qui sont venues me dire leur désarroi et leur souffrance de ne trouver personne avec qui aborder le sujet, ou de ne pas être entendues dans leur détresse. Parce qu'aujourd'hui, l'IVG est passée dans les mœurs, « normale puisque légalisée[20] », revendiquée par certain(e)s comme un droit, et que « vraiment, c'est être réactionnaire ou arriéré que de parler d'un tel sujet ». Nous sommes dans le déni de la souffrance.

La banalisation de l'IVG a conduit à en faire un acte comme un autre, ce qui est faux[21]. Tout a été fait pour en faciliter l'accès : l'allongement du délai d'aménorrhée, la disparition de la notion de détresse, la suppression de l'entretien psychosocial et du délai de réflexion... Comme s'il fallait rester à l'émotion brute de la découverte de la grossesse et apporter une solution rapide : supprimer le problème, l'évacuer. Surtout ne pas penser, ne pas aider à la réflexion, alors que la femme vit un moment de fragilité et de vulnérabilité au cours duquel elle a besoin d'être accompagnée et protégée. Mais plus tard, quel sera le prix ? Et quel accompagnement propose-t-on à ces femmes ? Aucun. Autrement dit, on s'interdit de reconnaître une détresse

20. La loi constitutionnelle relative à la liberté de recourir à l'IVG a été votée le 8 mars 2024.
21. En France, il y a eu 234 000 IVG en 2022, chiffre jusque-là jamais atteint.

s'il y a en a une – et elle est beaucoup plus fréquente qu'on ne le dit – et de fait, on tue la parole.

Comme si mettre un terme à une vie débutante n'avait aucun poids, aucune conséquence pour la personne qui le vit très souvent seule, prise sous la pression médiatique ou celle de son entourage, quand ce n'est pas le conjoint ou l'ami lui-même qui l'exige et menace de mettre fin à la relation si l'avortement n'a pas lieu. Alors que l'angoisse qui étreint ces femmes est souvent bien réelle et très importante.

Les femmes se retrouvent avec des interrogations qui minent sourdement leur vie psychique. On a certainement oublié les mots de Simone Weil : « Je le dis avec toute ma conviction : l'avortement doit rester l'exception, l'ultime recours pour des situations sans issue. »... et elle poursuivait son discours : **« C'est toujours un drame et cela restera toujours un drame. »**

Si, dans la majorité des cas, l'IVG ne semble poser aucun problème (tout au moins officiellement et dans l'immédiat), l'angoisse et la culpabilité peuvent s'immiscer dans le psychisme d'autres femmes, d'autant plus que la suite de leur existence apporte parfois des drames que j'ai pu rencontrer : ne pas avoir eu d'autres enfants.« L'enfant que je n'ai pas eu et que j'aurais dû garder », me disait une patiente ; ou encore, la mort de l'enfant resté volontairement unique après un ou plusieurs avortements. La souffrance de la femme est, dans bien des cas, enfouie dans la mémoire, prête à ressurgir. En témoigne le flot émotionnel d'une de mes patientes à la vue d'une poussette.

Heureusement, la conscience de la nécessité d'accueillir ces personnes est aujourd'hui vive. Il faut les accompagner dans le travail psychologique qu'elles ont à faire, travail de deuil et de réconciliation avec elles-mêmes, avec leur enfant qui n'est pas né et qui les attend auprès du Seigneur, réconciliation avec Dieu, Père de toutes miséricordes. Des associations ont vu le jour, sensibilisées à cette souffrance, pour écouter ces femmes blessées et les accompagner[22].

On pourrait penser que l'interruption médicale de grossesse (IMG) entraîne moins de difficultés psychologiques. Il semble pourtant que ce ne soit pas le cas : les conséquences sont relativement identiques.

Il en fut ainsi pour Gabrielle, qui parlait avec beaucoup de souffrance de vingt ans d'angoisse et de culpabilité après une IMG, avant qu'elle n'entreprenne un chemin de guérison lors d'une nouvelle rencontre avec un prêtre pour aborder une fois encore cette problématique. Ce qui s'est fait à un moment donné lorsque ce chemin pouvait enfin être entrepris : aller de la culpabilité à la pacification. Elle témoigne :

> « Au cours du sacrement de réconciliation, le prêtre m'a demandé : “Allez-vous arrêter de vous culpabiliser ? Quand

22. On peut citer « Mère de Miséricorde » qui propose des sessions d'accueil « Stabat » ou encore « Agapa » avec des rencontres échelonnées sur plusieurs semaines.

acceptererez-vous de vous pardonner à vous-même, alors que le Seigneur vous a pardonné depuis longtemps ?" En vingt années, c'était la première fois que j'entendais parler de la miséricorde de Dieu à mon égard. À la suite de cela, j'ai pu faire ce travail de pardon sur moi-même. J'ai accepté de croire au pardon et de faire confiance au Seigneur. »

## La quête de l'identité et l'orientation sexuelle

Habituellement, au sortir de la phase de latence que connaît l'enfant (entre 7-8 ans et l'adolescence), l'identification aux pairs du même sexe est établie, et le genre nettement défini.

L'adolescence est une étape décisive du développement, période de fragilité et de vulnérabilité au cours de laquelle se construit l'identité propre. Il y a tout à la fois une crise d'identité (« Qui suis-je ») et une crise d'identification. On assiste à un réaménagement des relations antérieures, particulièrement parentales, à l'apparition de nouvelles identifications, et enfin à des remaniements entre les investissements extérieurs et la recherche intérieure de soi-même.

C'est une période de recherche intérieure, mais aussi de relation au groupe (« la norme du collectif »), qui passe par l'identification à la classe d'âge et la relation à la société, à l'ambiance culturelle et sociale – on sait à l'heure actuelle l'extrême importance des réseaux sociaux, et particulièrement des influenceurs.

Jusqu'à ces dernières années, il était classique de dire que les trois quarts des jeunes au moins traversaient leur adolescence sans problème aigu. Il y avait beaucoup de jeunes « bien dans leurs baskets », enracinés dans le réel, assurés dans leurs bases. Le genre de jeunes qui font « plaisir à voir ». Cependant, le malaise vécu par les jeunes générations va grandissant. Cette jeunesse peut être déprimée, anxieuse et angoissée, et même se réfugier dans l'alcool et les joints, parfois animée d'une grande violence. La peur de l'avenir est très présente chez les jeunes, et la question du suicide émerge fréquemment dans la tête des adolescents. Parmi les facteurs de risque, le harcèlement sur les réseaux sociaux est particulièrement prégnant : en être victime multiplie par trois les risques de passage à l'acte.

## Facteurs de fragilisation du développement psychoaffectif

L'adolescence est une période de grande vulnérabilité psychique. Le regard porté par les adultes est déterminant sur la capacité des adolescents à se projeter dans l'avenir. Ils sont aussi très malléables, car leur cerveau n'a pas atteint sa pleine maturité, et leur personnalité n'est pas définitivement fixée.

Tous les facteurs de fragilisation de la personne survenant dans son développement psychoaffectif peuvent entrer en ligne de compte avec les éléments de peur, de manque de confiance, de faible estime de soi. Le développement de la masculinité et/ou de la féminité rend plus difficile d'aller vers l'autre. La conquête de l'altérité, la peur de l'intimité avec le sexe opposé sont autant de défis à relever. La plupart de ces facteurs n'ont en fait rien de très spécifique, et n'interviennent que par cette fragilisation de la personne.

### Facteurs environnementaux familiaux

On connaît l'évolution de la famille ces dernières années : la diminution des mariages, les familles décomposées avant d'être recomposées, les familles monoparentales. L'enfant peut être confronté au flou des repères familiaux. S'il grandit en présence d'adultes ayant une identité mal différentiée dans leur vie affective et émotionnelle, devant l'éclatement de la famille et l'effondrement de la fonction paternelle, l'abdication des pères et la contestation des représentants de l'autorité, l'absence d'un tiers : tout cela aggrave les difficultés d'identification pour l'enfant.

### Facteurs environnementaux de société

Le monde où nous vivons est marqué par de profondes mutations et veut effacer la différence, comme si nous allions vers un triomphe de l'indifférencié et de la pensée unique, la dictature du relativisme. Le discours social privilégie actuellement les pulsions partielles, celles de la sexualité infantile : voyeurisme et exhibitionnisme, valorisation de certains morceaux du corps. L'intime, le domaine privé n'existe plus. Il faut tout voir, tout montrer, tout consommer, tout essayer, jouir pour soi, vivre sa propre satisfaction personnelle sans que la relation à l'autre existe. Cette logique absolue de l'épanouissement personnel – ne pas renoncer à une part de soi au profit du collectif – participe à la difficulté pour l'enfant de comprendre qu'il doit se socialiser, accepter des renoncements.

L'ambiance sociale d'aujourd'hui fait que le passage à l'acte d'ordre homosexuel se fait plus facilement. Les comportements homophiles sont très courants et ne témoignent en rien d'une orientation sexuelle définitive de cet ordre.

L'adolescent(e) s'attache souvent à des ami(e)s du même sexe, quitte à éviter les relations avec l'autre sexe. À ce stade, il (ou elle) est à la recherche de son identité, et l'interaction avec l'autre sexe pourrait perturber ce processus, alors même que la maturité psycho-sexuelle n'est pas atteinte. Car l'autre sexe, à cette période de la vie où l'on fréquente essentiellement ses pairs, fait peur. Entre copains ou copines, l'amitié, la proximité, l'échange sont autant d'attachements permettant cette base de sécurité. Ce lien n'est pas sexuel, il est affectif, émotionnel. Ce sont des phénomènes d'identification avec lesquels se construit l'identité. Et ces expérimentations ne débouchent pas nécessairement sur l'homosexualité. La plupart des spécialistes s'accordent en effet à ne parler d'homosexualité que si l'attirance pour des personnes de même sexe devient durable, et se fixe au-delà de l'âge de vingt ans.

Cependant, l'encouragement actuel, médiatique, culturel et social, ouvertement prôné à l'orientation homosexuelle, excite la curiosité et encourage à l'exploration. Il peut avoir un effet incitateur : « Pourquoi ne pas essayer ? »

Se pose par ailleurs la question de l'incitation à venir intégrer les milieux homosexuels (influence des lobbies), se déclarer « homo », voire vivre en couple alors même que ce travail de structuration psychologique n'est pas terminé. Le risque est de se revêtir d'une orientation qui ne correspond pas à la réalité profonde. Il n'est pas rare de rencontrer des personnes qui, après une période d'orientation homosexuelle et un chemin de réflexion, vivent une relation hétérosexuelle épanouissante. Beaucoup de jeunes traversent une phase de confusion quant à leur identité et leur orientation sexuelle.

**Plus que jamais, les adolescents ont besoin de repères parentaux structurés.**

On conçoit l'importance des ratés de ce moment : expérience sexuelle mal vécue ou trop précoce, viol, l'invasion dramatique de la pornographie. L'âge actuel de la vision des premières vidéos pornographiques se situe entre 8 et 11 ans, et leur vision font que les jeunes n'ont parfois de la sexualité que ce regard de violence, d'abus et de possession d'autrui qui devient un pur objet de consommation et de plaisir personnel.

Nous devons donc accompagner les adolescents dans leurs tâtonnements pour qu'ils puissent trouver leur identité personnelle, sexuelle et plus tard professionnelle. Plus que jamais, les adolescents ont besoin des parents pour les protéger, les encadrer, donner du sens à leur vie, « être la colonne vertébrale ». Il faut être porteur d'espérance[23] pour donner à son enfant la confiance, l'envie de vivre, les moyens de grandir, le désir d'entrer dans le monde et de le changer.

Témoigne de la confusion actuelle la « dysphorie de genre » (« transidentité »), terme qui désigne le désir de vivre et d'être accepté en tant que personne appartenant au sexe opposé à celui indiqué lors de la naissance. Ce désir s'accompagne habituellement d'un sentiment de malaise, de détresse, ou d'inadaptation envers son propre sexe anatomique et du souhait de subir un traitement hormonal et/ou une intervention chirurgicale afin de rendre son corps aussi conforme que possible au sexe désiré. Ce trouble concerne davantage les filles que les garçons[24].

---

23. Dans son livre, *Comment grandir en temps de crise – Comment aider mes enfants à croire en l'avenir*, (Éd. Bayard, Paris, 2014) Philippe Jeammet assigne les adultes à un « devoir d'espoir » et les invite à « faire de la crise une chance ».

24. Aucun marqueur biologique de la transidentité n'a été trouvé. C'est au niveau de facteurs environnementaux que l'on a cherché les causes possibles. Les études suggèrent plus particulièrement la dynamique familiale, les facteurs parentaux, le renforcement social,

En France le phénomène explose. « Dans ma pratique, je n'avais eu qu'une seule demande de ce type en quinze ans », raconte le Dr Jean Chambry[25], l'un des premiers à avoir ouvert une consultation de « dysphorie de genre ». Au début, il recevait une dizaine de jeunes par an. Aujourd'hui il en reçoit dix par mois, avec une liste d'attente de dix-huit mois. « Cela a commencé à flamber depuis cinq ans. Aujourd'hui, nous sommes débordés », témoigne le pédopsychiatre.

Probablement sous l'influence de la grande médiatisation du trouble de l'identité et de la théorie du genre, l'adolescent se découvre transgenre. Ceci n'est sans doute pas un hasard, les adolescents se faisant toujours l'écho de ce qui se passe dans le corps social.

On tente, par ailleurs, de nous faire croire que la dysphorie de genre est le cas de beaucoup d'enfants, alors que 80 à 95 % des enfants souffrant de dysphorie de genre n'en souffrent plus à l'adolescence.

Il faut s'arrêter sur les résultats d'une enquête de l'Institut français d'Opinion publique (IFOP), parue fin novembre 2020. Elle montrait que 22 % des 18-30 ans ne se sentent ni homme, ni femme. Ils se définissent

---

l'influence des médias grand public et l'importance des réseaux sociaux. Les influenceurs en ligne jouent un grand rôle dans la propagation du sentiment de malaise vis-à-vis de son propre corps.

25. Pédopsychiatre responsable du Centre intersectoriel d'Accueil pour Adolescents à Paris, le docteur Jean Chambry a une consultation spécialisée concernant la notion de transgenre.

alors comme « a-genre, sans genre, neutre, non binaire, *gender fluid* » c'est-à-dire sans identité sexuelle fixe.

**Il y a beaucoup de jeunes « bien dans leurs baskets », enracinés dans le réel, assurés dans leurs bases, qui font « plaisir à voir ».**

Qu'il y ait un phénomène de mode, cela est indubitable. Mais cela témoigne aussi d'une pleine confusion, confusion des sexes, confusion des genres. C'est l'aboutissement de la théorie du genre qui propose de faire la distinction entre la dimension biologique (sexe) et la dimension culturelle (genre). Ce n'est plus sur la biologie et la génétique mais sur la culture que doivent s'appuyer la construction et l'organisation sociale de la différence sexuelle.

Déjà en 2017, les experts australiens parlaient d'une « mode du transgenre » auprès des adolescents, parce que les jeunes en question se conformaient à cette nouvelle tendance par désir d'être à la mode et pour attirer l'attention. Un psychiatre, le Dr Stephen Stathis, notait heureusement que la plupart des jeunes – jusqu'aux trois quarts d'entre eux – sortiront naturellement de cette phase. Il expliquait, avec de nombreux spécialistes, que beaucoup de jeunes supposés transgenres traversent une phase de confusion quant à leur propre identité à un moment ou à un autre, phase dont ils sortent en général sans la moindre thérapie.

Alors, il faut raison garder. Des voix s'élèvent contre ces *diktats* sociaux. En janvier 2021, plusieurs spécialistes signaient une tribune dans le journal *Marianne*. Les signataires écrivaient alors : « L'enfant ne choisit ni ses parents, ni son sexe, ni son nom en naissant.

Il passe sa vie à composer avec ce qui ne lui est pas donné d'emblée, pour mieux s'en accommoder, et devenir ce qu'il est avec ce qu'il n'a pas choisi. C'est ce principe qui est fondateur du genre humain. Il est contraint, il ne peut pas tout. »

La position en France est de ne commencer aucune procédure irréversible avant la fin de la croissance et la majorité, aucune décision n'est prise avant une période de suivi régulier d'au moins deux ans. Ceci témoigne d'une évidente sagesse, car il est fréquent de voir une renonciation après un an ou dix-huit mois de parcours. Sans compter les jeunes qui veulent revenir en arrière, ce qui est parfois impossible. Le choix d'un moment n'est pas forcément un choix définitif que rien ne remettrait en question. Il est certain que des personnes qui vivent des problèmes liés à l'orientation sexuelle vivent ces profondes angoisses identitaires.

# III

# TOUT HOMME A SON HISTOIRE

## Premières rencontres avec l'angoisse

Que cache l'angoisse ? Une mosaïque de causes. La vulnérabilité aux troubles anxieux résulte toujours de l'interaction de plusieurs facteurs : génétiques, environnementaux, psychologiques et/ou développementaux, en laissant pour l'instant de côté les aspects spirituels. L'impact de chacun de ces facteurs varie d'une personne à une autre, et, chez une même personne, en fonction des moments de la vie. On a donc évolué dans le sens du démembrement des explications exclusivement psychodynamiques. Cette complexité explique combien la vulnérabilité à l'anxiété varie d'un être à l'autre de façon très étonnante[26].

26. Plusieurs régions cérébrales jouent un rôle évident dans l'anxiété : le cortex insulaire et l'amygdale (cerveau émotionnel) sont suractivés chez les patients. Sur le plan génétique, à ce jour, il n'y a pas de « gènes de l'anxiété » en tant que tels.

Certaines familles comptent plusieurs membres atteints de troubles anxieux, ce qui suggère une prédisposition familiale multigénique. En fait, ce facteur est probablement beaucoup plus associé à des habitudes familiales qui favorisent un « apprentissage social de la peur ».

Le tempérament du sujet (c'est-à-dire le fond physiologique et psychologique de la personne, reconnu très tôt dès le sein maternel ou après la naissance) joue un rôle certain.

L'histoire personnelle de chacun, depuis sa conception, sa petite enfance et son adolescence, est de toute première importance quant à sa capacité à gérer l'angoisse.

Car l'apprentissage commence très tôt. Le terreau sur lequel poussera cette capacité à faire face est fait des messages d'amour que l'enfant reçoit dès son arrivée (et même pendant la grossesse) : messages d'amour, d'affection et d'attention, messages de confiance et de sécurité qui sont des besoins fondamentaux de l'enfant et de tout être humain.

**L'histoire personnelle de chacun est de toute première importance dans la capacité à gérer l'angoisse.**

C'est dans les premières années de la vie de l'enfant que se forge la tolérance ou non à l'angoisse. Il n'est pas neutre d'avoir grandi avec des parents anxieux, qui, de plus, ont pu être hyperprotecteurs, décidant et agissant en lieu et place de leurs enfants, les mettant en permanence en garde contre tout, et leur laissant entendre qu'ils « ne sont pas capables ». À l'inverse, un milieu qui sait insuffler à l'enfant une confiance en lui-même, en lui offrant la sécurité de l'amour, lui permet d'acquérir le sens de sa valeur personnelle d'être humain et considéré comme tel. Cette sécurité familiale est un véritable camp de base qui permet à l'enfant de partir à la conquête et à la découverte du monde avec confiance et sûreté.

Les messages reçus dans l'enfance sont parfois moins positifs. C'est ce qu'un patient avait ressenti dans sa famille : le refus et l'impossibilité de la quiétude. « Dans la famille, il fallait être inquiet, disait-il, c'était impossible d'envisager la vie paisiblement et du bon côté ».

On sait aujourd'hui qu'un tempérament d'inhibition comportementale face à la nouveauté chez le petit enfant est un facteur de risque quant au développement de troubles anxieux plus tard.

La cellule familiale a pu être amputée d'un des parents (famille monoparentale, séparations et divorces), chacun a pu vivre des fracas et des fractures, de grands bouleversements, ou des traumatismes affectifs, parfois répétés. Tout cela intervient, à l'évidence, dans notre façon de vivre l'angoisse, notre façon de la gérer. Ce qui fait que toute angoisse a son histoire propre. Ainsi, derrière notre émotivité, faudra-t-il rechercher les situations qui nous ont insécurisés et comment nous avons pu les vivre.

Les premières expériences de l'angoisse ne tardent pas à être vécues par le petit de l'homme. Dès le sein maternel, l'enfant peut ressentir l'angoisse du rejet et du non-amour.

On sait aujourd'hui que trop de stress durant la grossesse aurait un impact sur le développement du cerveau du bébé à naître, et que les troubles affectifs de l'adulte pourraient être programmés *in utero*, révélant ainsi l'importance déterminante des neuf mois de la grossesse pour la vie de l'enfant et de l'adulte.

**La naissance est une rupture.**

La naissance est une rupture, que le bébé manifeste par le cri, comme un cri de détresse, au-delà de la simple adaptation au milieu ambiant et la nécessité de la respiration, détresse face à la disparition soudaine du monde antérieur perdu.

Rupture, donc, mais aussi continuité, car la naissance est un moment d'une exceptionnelle intensité relationnelle. Chacun connaît, particulièrement la maman, la richesse de ces instants. « Un nourrisson tout seul, ça n'existe pas » est une phrase célèbre du pédiatre et psychanalyste Donald Woods Winnicot. Le nourrisson n'est pas un être passif ; au contraire, il est doué d'emblée de compétences précoces, notamment interactives avec le monde environnant, faisant de lui un être à orientation sociale immédiate. L'enfant est acteur et non pas réceptacle passif, il est co-constructeur avec chacun de ses principaux partenaires relationnels.

On sait aujourd'hui que le cerveau du nourrisson est en réalité capable d'expériences conscientes dès la naissance, et peut-être même en fin de grossesse. Les nouveau-nés peuvent intégrer des réponses sensorielles et cognitives dans des expériences conscientes cohérentes qui leur permettent de comprendre les actions des autres et de planifier leurs propres réponses[27].

La naissance de la vie psychique se fait à partir de l'ensemble des interactions précoces vécues par l'enfant dans son corps – la voie royale, a-t-on pu dire – ses sens et dans son comportement.

## L'angoisse du huitième mois

Elle est aujourd'hui bien connue : cette réaction négative aux personnes étrangères est la marque cruciale du développement du tout jeune enfant.

La reconnaissance des visages familiers, et particulièrement celui de la mère et des autres personnes qui s'occupent habituellement de l'enfant, est acquise. C'est une réponse d'anxiété envers l'inconnu, l'étranger, vécu comme potentiellement dangereux. Le bébé cherche alors la proximité de sa mère, de son père ou de ses proches, par besoin de sécurité. Et c'est dans les situations stressantes que prend toute son importance la sécurité donnée à l'enfant, par les soins, l'amour et la confiance reçus.

L'attachement va se développer entre la naissance et jusqu'à 3 ans. Ces comportements d'attachement sont

27. T. Bayne, J. Fröhlich, R. Cusack, J. Moser, L. Naci, « Consciousness in the cradle : on the emergence of infant experience », *Trends in cognitive Science*, 2023, vol. 27, n° 12, p. 1135-1149, disponible sur www.cell.com, cité par Stanislas Deve, « Bébés : ils auraient une conscience bien plus tôt qu'on ne le pensait », pourquoidocteur.fr, 18 octobre 2023.

rapidement dirigés vers la personne qui prend le plus soin de lui, généralement la mère.

Grâce à l'attachement, il existe un équilibre entre la proximité de cette personne, la figure principale d'attachement, et l'exploration de l'environnement. On pourrait parler d'une « plateforme de sécurité » ou « d'un camp de base ». L'effet sécurisant de base permet à l'enfant de tolérer ultérieurement les séparations d'avec sa mère sans détresse, et de s'éloigner progressivement de cette figure sécurisante pour aller vers les terres inconnues de l'environnement[28].

On sait aujourd'hui que les aspects de l'attachement de l'enfant influencent les relations émotionnelles de l'adulte, de même qu'ils paraissent des facteurs importants de l'insertion sociale ultérieure. Un solide attachement, un attachement sécure, permet une bonne adaptation sociale, une affectivité plus ouverte et positive, mais aussi une plus grande capacité de réflexion sur soi-même, une plus grande capacité relationnelle, une moindre vulnérabilité au stress.

Dans ma pratique de médecin neuropsychiatre, j'ai rencontré ces troubles de l'attachement de nombreuses

---

28. L'objectif de l'attachement est de réduire l'anxiété. John Bowlby et Mary Ainsworth ont montré que les deux tiers des enfants ont acquis, dès l'âge de vingt-quatre mois, un *attachement sécure*, rassurant, un attachement grâce auquel il fait bon vivre, ce qui n'élimine pas forcément les moments de confrontation avec la nouveauté ou la difficulté, mais qui permet à l'enfant de les aborder en sécurité. La sensibilité et la réponse maternelle sont les principaux déterminants d'un attachement rassurant.

fois. Ils sont à la base de tableaux d'angoisse, d'angoisse d'abandon, de dépendance affective. Cette souffrance relationnelle peut s'accompagner de signes dépressifs, de manque d'affirmation de soi, d'une image négative de soi.

## L'angoisse de séparation

Cette détresse du bébé privé de la présence physique de sa mère ou du support affectif principal se développe entre dix mois et trois ans pour disparaître généralement à la fin de la troisième année. Elle paraît réellement être le prototype de l'angoisse. La séparation d'avec la mère constitue une expérience primaire fondamentale – Freud le disait déjà – à partir de laquelle se constitue l'apprentissage de l'angoisse. Cette angoisse de perte, ce vécu d'abandon et de délaissement ponctue cette période fondatrice pour chacun, qui nous fera vivre de façon très personnelle plus tard l'expérience de l'angoisse. Cette expérience est fondatrice parce qu'elle réalise un processus de séparation-individuation, apprentissage de l'enfance consistant à devenir adulte. Mieux nous aurons géré nos premières séparations, mieux nous supporterons les situations de rupture ou de deuil.

Le « trouble d'anxiété de séparation » a été décrit chez l'enfant lorsque persiste de façon anormalement prolongée cette anxiété de séparation, ou lorsque ses manifestations sont pathologiques par leur intensité. Ce trouble se manifeste chez l'enfant de très diverses façons : détresse excessive et récidivante dans les situations de séparation d'avec la maison, d'avec les personnes auxquelles le sujet est attaché (crainte de leur disparition, de malheur venant les toucher) ou bien encore, plaintes somatiques répétées (maux de tête, douleurs abdominales, nausées, vomissements) lors des séparations. Il en est de même pour la phobie scolaire, c'est-à-dire l'incapacité totale à se rendre à l'école avec des troubles paniques tels que des crises d'angoisse aiguës au moment de franchir le seuil de l'établissement scolaire. Parfois le comportement est perturbé pour attirer l'attention de l'adulte. Il peut même avoir des gestes hétéro-agressifs (c'est à dire être violent envers autrui).

On sait que sainte Thérèse de l'Enfant-Jésus et de la Sainte-Face a souffert de ce trouble d'anxiété de séparation, qui a certainement été en jeu dans ce qu'on a appelé « l'étrange maladie » ; on sait quel fut son chemin de guérison[29].

Un autre problème, peut-être encore plus fréquent actuellement, est celui de la trop grande place donnée à l'enfant. Ceci peut l'empêcher de se détacher, le moment venu, de ses parents. Un enfant qui a été « trop aimé », sans limites, peut avoir une « dette d'amour » envers ses parents, dette qui pèsera sur sa vie d'adulte. Et ce, d'autant plus qu'on attend beaucoup d'un enfant

29. J'ai abordé la question de « l'étrange maladie » dans mon livre *La dépression, vers une nouvelle aurore ?* EdB, Nouan-Le-Fuzelier, 2023, au chapitre « Le sourire de la Vierge Marie », p. 123-131.

qui a été très désiré, un enfant parfait répondant aux attentes parentales.

Cependant, gardons-nous d'être trop simplistes. Il est faux de penser que le comportement parental serait seul en cause dans la détermination de la capacité de l'enfant à vivre ces moments d'angoisse. L'enfant est lui-même partie prenante, et détermine par son propre comportement, certaines réactions de l'entourage, particulièrement chez sa mère. C'est bien l'interaction des deux, l'enfant et son environnement, qui est en jeu.

> Dans la vie, tout n'est pas joué une fois pour toutes, et nous avons une heureuse possibilité d'adaptation, au-delà de nos résistances à changer, qui ne sont pas moindres.

Cette capacité de changement ne s'appuie pas seulement sur notre fonctionnement psychologique, mais aussi sur le fonctionnement biologique des cellules cérébrales elles-mêmes, grâce à ce qu'on appelle la neuroplasticité cérébrale. Le cerveau n'est pas figé, comme on l'a cru longtemps, et nos neurones ont la capacité de se modifier, de se remodeler tout au long de la vie, et même de nouveaux neurones peuvent apparaître !

Selon la théorie psychanalytique, l'angoisse serait l'expression de conflits intrapsychiques : l'existence simultanée d'un désir et d'un interdit pour le même objet, entre les désirs inconscients et la réalité consciente ; elle serait également le débordement d'énergies intérieures ne trouvant pas d'issue. Elle a donc valeur de signal d'un danger inconnu, venant le plus souvent de l'intérieur de soi. Au-delà de la réaction d'alarme primitive, inscrite dans le corps, l'angoisse est un signal dont il faut décrypter le message pour poursuivre notre chemin.

Nous sommes corps, âme et esprit. L'angoisse peut trouver ses origines dans chacune de ces trois dimensions de l'homme : angoisse parfaitement normale à l'annonce d'un cancer ou d'autres maladies qui engagent le pronostic vital, ou bien pathologie anxieuse qui se dessine par exemple après un infarctus du myocarde qui a pu être un danger de mort. Chaque angoisse a son histoire.

# IV

# À CHACUN SON ANGOISSE

L'histoire personnelle et notre façon d'envisager le monde font que chacun d'entre nous peut développer plus particulièrement un type d'angoisse. Il est impossible de passer en revue tous les thèmes de l'angoisse, chacun la ressentant avec sa personnalité propre. Nous avons déjà abordé « le trouble anxieux généralisé », dans lequel on se fait du mauvais sang, on s'inquiète de tout, en permanence, on appréhende de façon anxieuse le lendemain, même s'il semble assuré ; nous avons vu également le trouble « anxiété de séparation ».

Envisageons maintenant d'autres formes d'angoisse.

## Les différents types d'angoisse

### L'angoisse d'anticipation

L'angoisse d'anticipation est l'angoisse du lendemain, et, déjà, de ce jour qui se lève, pour beaucoup de patients : on sait combien l'aube est angoissante pour nombre d'entre eux. L'angoisse de l'avenir est au cœur de la problématique de la peur de l'être humain. Irrationnelle (que sait-on de l'avenir ?) et pourtant omniprésente. Une patiente, à qui je demandais comment elle allait, me répondait invariablement : « Comme d'habitude… J'ai peur de ce qui peut m'arriver », sans qu'elle puisse aller plus loin dans sa formulation de l'anticipation négative de l'avenir, accrochée aux médicaments dont la prescription était impossible à modifier.

L'anxieux est précisément en déficit de sécurité, en manque de confiance en soi, le plus souvent en angoisse d'anticipation : « Que va-t-il m'arriver ? » Il a tendance à éviter les sujets d'angoisse, alors qu'il faut les interroger, affronter l'angoisse.

Lors de l'épidémie du Covid, l'angoisse de l'incertitude a surgi de toute part. L'incertain est toujours anxiogène. Il a surgi, intense, et il venait frapper de plein fouet le *credo* de notre société : la volonté de contrôle et de maîtrise, le besoin d'encadrement total du risque, la rentabilité et l'efficacité productiviste, la parole sacro-sainte de l'expert, qui tout-à-coup ne savait plus rien devant un virus nouveau, inconnu. L'homme, déboulonné du piédestal de l'illusion de la toute-puissance, redécouvrait ce qu'il est : fragile et vulnérable.

Car le futur est, par définition, inconnaissable et imprévisible.

Comme l'anxieux, nous pouvons vivre dans la peur du pire : « Ça va mal finir, il faut se préparer au pire… » Avec pour résultat le risque de vivre sous tension permanente, de passer à côté du positif, du plaisir, de voir la menace ou le danger au lieu de l'opportunité, de s'isoler et d'être négatif au lieu de positiver.

L'être humain a tendance à surestimer la probabilité et la gravité d'un événement redouté, et à sous-estimer ses propres ressources et les facteurs de secours autour de lui.

Cette vision des choses s'exprime lorsque la confiance en la vie a été ébranlée par des traumatismes précoces (confrontations à des morts durant la petite enfance, deuil, abandon, maladie, accidents…) ou encore par une culture familiale de fatalisme et d'anxiété, des parents qui voyaient le danger et des risques partout, tout le temps. Il faut savoir faire la différence entre l'évaluation objective des risques et leur exagération, due à la projection de son anxiété.

La meilleure façon de vivre l'angoisse de l'avenir est de… revenir au présent : « Je suis là maintenant, j'existe, je suis dans la main de Dieu. » L'aujourd'hui de Dieu, c'est aussi de ne pas revenir sans cesse sur le passé.

## La peur du manque

L'angoisse d'anticipation peut prendre la forme de la peur du manque. « Il va manquer ceci ou cela, il vaut mieux anticiper, au cas où... »

Nous sommes tous porteurs de l'angoisse du manque. Elle nous habite dès notre naissance. Le plus souvent, nous vivons avec, car nous avons de quoi la calmer. Nos moyens d'y faire face sont divers : accumuler des objets, de la nourriture, des vêtements... Une patiente calmait ses angoisses en allant acheter des vêtements, jusqu'au jour où les armoires furent pleines. Plus aucune place. Ce fut le début d'un travail psychothérapeutique !

La folie de consommation actuelle va dans ce sens : consommation à outrance de biens matériels, quête illusoire de comblement du vide créé par le manque. Notre société nous fait croire que le bonheur est d'avoir.

L'angoisse du manque peut se traduire également par des troubles du comportement alimentaire, ou encore par des addictions au travail et au bruit. Fuir le silence.

Elle surgit à chaque fois que nous sommes confrontés à un événement anxiogène qui nous dépasse. Elle fut évidente lors de l'épidémie du Covid, au cours de laquelle certains ont fait des provisions de nourriture pour plusieurs mois – et en étaient fiers – alors que d'autres ont manqué de l'indispensable. Une grande insécurité matérielle marquante, vécue dans l'enfance (actuelle ou transgénérationnelle), un événement traumatisant brutal, tel un deuil ou une faillite, un manque affectif peuvent expliquer quelquefois cette peur de manquer.

Il nous faut alors discerner les manques réels, actuels (particulièrement les manques matériels) des manques projetés par notre angoisse, en un mot revenir dans le présent et l'analyser. Car l'angoisse nous conduit à un questionnement existentiel : pourquoi sommes-nous habités par un manque fondamental que nous cherchons toujours à combler ? Alors que du manque naît le désir.

Il n'est peut-être pas inutile de rappeler ici ce que le Seigneur nous dit : « *Regardez les oiseaux du ciel : ils ne sèment ni ne moissonnent, ni ne recueillent en des greniers, et votre Père céleste les nourrit ! Ne valez-vous pas plus qu'eux ?* » (Mt 6, 26).

## La peur des autres

Nous avons déjà rencontré cette peur des autres quand nous avons parlé de l'anxiété sociale : la peur d'être jugé, la peur du ridicule, qui va de pair avec la honte et qui s'apparente à une timidité pathologique.

Le poids du regard de l'autre peut être bloquant, paralysant, et me conduire à la certitude de ne pas être à la hauteur, à envisager préférentiellement l'échec d'un projet plutôt que sa réussite. Nombreux sont ceux qui se sentent observés et évalués dès qu'ils se mêlent à un groupe. Cette peur peut se manifester aussi par des traits de la personnalité dépendante : difficulté à exprimer un désaccord avec autrui par peur de perdre son soutien ou son approbation, celle d'initier des projets ou de faire des choses seul par manque de confiance en son propre jugement ou en ses propres capacités.

On ne naît pas timide, c'est un mécanisme de défense qui s'est installé dans l'enfance après des expériences difficiles.

Parmi les causes de l'anxiété sociale, on retrouve l'environnement familial et l'éducation : parents très stricts, exigeants, éducation rigide et moralisatrice, très critique, mettant l'accent sur la faute, l'erreur, l'échec, frères et sœurs critiques... Une culture familiale conformiste, hyperanxieuse, veillant surtout à ne pas se faire remarquer et interdisant donc toute prise de risque. Parfois, des événements marquants voire traumatiques peuvent être à l'origine de cette anxiété.

Il nous faut alors prendre du recul. D'abord s'écouter, prendre prioritairement en compte ses besoins et ses désirs personnels. Lorsque j'ai peur du ridicule en parlant, je donne à l'autre du pouvoir sur moi. Je perds mon assurance, et même je me déprécie. En fait, je ne suis plus maître de moi-même, l'autre a une emprise sur moi. D'où la fréquente réaction de se fermer, de s'isoler, de se taire en public. Il faut arrêter de nous justifier, d'expliquer le pourquoi et le comment de notre attitude, car autrement nous n'allons pas nous en sortir. Nous avons à faire de notre mieux et non pas viser la perfection qui est impossible.

Ayons donc en tête ce que Jésus nous dit : « *Lorsqu'on vous livrera, ne cherchez pas avec inquiétude comment parler ou que dire : ce que vous aurez à dire vous sera donné sur le moment, car ce n'est pas vous qui parlerez, mais l'Esprit de votre Père qui parlera en vous* » (Mt 10, 19-20). Certes nous ne sommes pas dans un tribunal, mais la peur de l'autre nous met dans cette situation !

Et puis rappelons-nous la phrase de Bernadette parlant de la Vierge : « Elle me regardait comme une personne. »

## L'angoisse du changement

L'angoisse du changement renvoie à l'angoisse de la nouveauté, de l'inconnu, à la nécessité ou même à l'obligation de faire autrement.

Le grand problème par rapport au changement s'origine dans la peur[30]. En accompagnement, il est fréquent de rencontrer des personnes chez qui la peur, les craintes, la culpabilité persistent, identiques, même au bout de plusieurs, voire de nombreux entretiens.

30. On peut rappeler *la prière dite de sérénité* : « Seigneur, donne-moi le courage de changer ce que je peux changer, la patience d'accepter ce que je ne peux pas changer et la sagesse de voir la différence. » Généralement attribuée à l'empereur Marc Aurèle (stoïcien, 121-180).

En fait, au lieu d'entrer dans un chemin de retournement (et par là de conversion : « se tourner vers »), ils restent accrochés à l'habit familier, à leurs pensées négatives d'incapacité, d'impuissance, de culpabilité et de dévalorisation, à l'angoisse de ne pas être aimé, de ne rien valoir, d'être jugé et nié. Ils écoutent l'immuable partition de l'orgue de barbarie, leur chanson intérieure, au lieu de suivre la Parole : *« Dans le monde vous aurez à souffrir. Mais gardez courage ! J'ai vaincu le monde »* (Jn 16, 33).

La réalité de notre condition humaine est de vivre dans l'incertitude, et c'est pourquoi le Seigneur nous dit à maintes reprises : *« C'est moi. N'ayez pas peur »* (Jn 6, 20).

Pourquoi changer ? Parce que le Seigneur nous appelle à la Résurrection dès cette terre. Il veut que nous déployions tous nos talents pour être à la vigne, chacun avec nos richesses et nos pauvretés.

Chacun d'entre nous a une mission à la place qui est la nôtre. Tenir la place qui est dévolue à chacun, avec ses charismes propres.

*« Lève-toi, prend ton grabat et marche*[31] *»* dit Jésus à l'invalide de la piscine de Bethesda. Le grabat, ne le laisse pas là, emmène-le avec toi pour savoir d'où tu viens, ton histoire, mais lève-toi. Pourquoi le Christ pardonne-t-il en premier les péchés dans beaucoup

31. Jn 5, 8.

de récits de guérison ? Parce que c'est le péché envers Dieu, envers les autres mais aussi envers nous-mêmes, qui entrave notre marche.

Pour changer, il nous faut avoir pris conscience des difficultés, en avoir accepté l'idée, l'avoir décidé et être déterminé. Demander au Seigneur aide et assistance, pour être constamment soutenu par la grâce divine.

Le chrétien sait qu'il a un excellent guide dans ce chemin de métamorphose en la personne du Seigneur. Encore faut-il qu'il fasse appel à lui et qu'il ne pense pas que « le Seigneur a bien d'autres choses à faire que de s'occuper de moi », comme cela s'entend encore assez souvent. À une publicité d'une marque de cosmétique « Nous le valons bien », je préfère la phrase d'Isaïe : *« Tu comptes beaucoup à mes yeux, tu as du prix et je t'aime »* (Is 43, 4).

## L'angoisse d'abandon

La peur d'être abandonné et d'être seul remonte à l'enfance. Le moindre vécu de « manque affectif » réactive le souvenir des expériences infantiles de séparation des figures d'attachement : l'hospitalisation de la mère après la naissance ou les premiers mois de la vie, un sevrage, une mise en nourrice ou en pension, un départ en voyage des parents, toute situation où le départ a été perçu comme sans retour, ou tout au moins où le temps exact de la séparation a pu être vécu par l'enfant comme indéterminé. La personne a l'impression d'être seule, abandonnée avec son angoisse et sans avoir personne vers qui se tourner.

L'angoisse d'abandon est au cœur de certaines pathologies telles que les personnalités « borderline », où la difficulté de la relation à autrui induit la rupture. La difficulté de gérer ses émotions est la principale caractéristique de cette personnalité. Elle est marquée par de l'instabilité : instabilité persistante de l'image de soi ; instabilité relationnelle caractérisée par des relations interpersonnelles instables, intenses et amenant souvent des crises émotionnelles, ou bien des alternances d'idéalisation et de dévalorisation ; instabilité affective due à une réactivité importante de l'humeur, labilité, un mélange d'excitation et de dépression ; instabilité caractérielle, enfin, avec irritabilité, colères intenses et inappropriées, difficultés à contrôler sa colère, bagarres répétées.

On peut encore retrouver une impulsivité (avec répétition de menaces ou gestes et comportements agressifs et auto-agressifs, menaces suicidaires, automutilations), un sentiment chronique de vide (particulièrement fréquent chez l'adolescent), et enfin une angoisse d'abandon (crainte excessive des ruptures, de l'éloignement). Il y a une problématique de la relation et de l'abandon au cœur de ces personnalités, dont la biographie comporte des histoires d'abandon précoce.

La répétition de ce scénario confirme à chaque fois le sujet dans ces expériences d'abandon. Elle se retrouve chez des personnes décrites comme « abandonniques », associée à la dévalorisation de soi et à une agressivité plus ou moins latente, à des revendications en fonction des frustrations passées.

Il est à noter – l'expérience clinique va dans ce sens – que ces personnes qui vivent dans la crainte d'être abandonnées sont elles-mêmes « abandonnantes ». C'est-à-dire que pour prévenir l'abandon, ce qu'elles redoutent par-dessus tout, elles mettent fin à la relation, parfois brutalement et sans aucune explication : « abandonnées-abandonnantes ».

Cette angoisse d'abandon se retrouve également dans le grand âge et se manifestera bien souvent par des troubles du comportement ou par le langage du corps (harcèlement des proches, chutes à répétition, plaintes incessantes). Dans ces moments, il est bon de trouver aide et assistance auprès de personnes en qui nous avons confiance.

Il est nécessaire de se rappeler que le Seigneur ne nous laisse jamais seul. Nous l'abandonnons certaines fois, mais lui est fidèle. Encore faut-il avoir foi en sa présence. Saint Matthieu nous le dit : *« Deux moineaux ne sont-ils pas vendus pour un sou ? Or, pas un seul ne tombe à terre sans que votre Père le veuille. Quant à vous, même les cheveux de votre tête sont tous comptés. Soyez donc sans crainte : vous valez bien plus qu'une multitude de moineaux*[32]. » Il s'occupe de nous, et de tous nos cheveux !

32. Mt 10, 29-31, traduction AELF.

## L'angoisse de la perte et des limites

Elle se caractérise par l'angoisse de perdre l'avoir, le pouvoir, la perte du contrôle, la maîtrise, car le désir de contrôler soi-même les choses et les événements engendre beaucoup de soucis et de peurs.

Alors qu'il est évident que nous ne maîtrisons pas grand-chose, nous campons très souvent dans le fantasme de la toute-puissance ! Le concept de perte est au cœur de la dépression, mais là n'est pas notre propos[33].

Cette angoisse peut aussi se manifester lors de la perte de l'intégrité psychique et de dépersonnalisation.

Nous avons vu que ce vécu fait partie de la crise d'angoisse aiguë, l'attaque de panique. Le sujet perd alors le sentiment de sa propre réalité ou ressent son corps comme irréel. Il se sent différent de ce qu'il était jusqu'à présent, perçoit le monde extérieur avec une impression d'étrangeté, ne reconnaissant pas ce qui l'entoure. Cette dépersonnalisation peut être plus ou moins profonde, allant jusqu'à l'angoisse de morcellement du corps, telle qu'observée dans les psychoses, en particulier la schizophrénie, moment particulièrement angoissant qui peut entraîner une tentative de suicide.

33. Je vous renvoie à mon livre : *La dépression, vers une nouvelle aurore ?* EdB, Nouan-Le-Fuzelier, 2023.

### • *Maladies dégénératives*

Cette même angoisse peut être ressentie par une personne aux premiers stades d'une affection dégénérative telle qu'une maladie d'Alzheimer, alors qu'existe encore une conscience du trouble qui s'installe.

### • *Angoisse du vieillissement*

Mais surtout, il s'agit de l'angoisse des limites, corporelles, psychologiques de l'avancement en âge et du vieillissement. Avec celui-ci, l'angoisse tourne essentiellement autour des conséquences de l'avancement en âge : physiques (les transformations corporelles, la souffrance), psychologiques (avant tout le sentiment de ne plus avoir d'utilité, d'être de trop, la peur de déranger, de ne plus être à la hauteur, d'être inférieur et de devenir infirme, la perte du sens de la vie dès lors que les infirmités sont majeures, les affections dégénératives), sociales (la peur de l'abandon, la dépendance)[34].

Comment réagit-on face à l'angoisse du vieillissement ? J'avais animé sur ce sujet un groupe de parole avec des personnes âgées à la clinique où je travaillais. Il fut passionnant. La remarque d'une patiente résume

---

34. Marie de Hennezel identifie sept peurs : peur du vieillissement physique ; peur d'être un poids pour la société et sa famille ; peur de la dépendance ; peur de la démence sénile, la maladie d'Alzheimer ; peur d'être placé dans une maison de retraite sans son accord ; peur de la solitude, ou plus exactement de l'isolement ; peur de mourir, et de mal mourir. Marie de HENNEZEL, *L'aventure de vieillir. Et si avancer en âge était un voyage ?* Robert Laffont/Versilio, Paris, 2022.

en une phrase les deux façons de réagir qui avaient été abordées : « L'angoisse prive de moyens, elle oblige à lutter ou à se mettre un drap sur la tête. »

Lutter, c'est-à-dire rester dans la vie, s'accrocher à un but, à quelque chose, avec l'angoisse créatrice et révélatrice (la nouveauté, le jamais-fait, le jamais-eu-le-temps-de-le-faire...), la sublimation (oblativité, tendresse). Le plaisir de vivre. « Essayer de vieillir, ce serait mûrir », disait avec humour une autre patiente. À l'inverse, se détacher de la vie, se renfermer, est la porte ouverte à la dépression, à la régression, au désinvestissement actif de soi-même et à la mort psychique. L'être humain peut être pris entre « le dur désir de durer » (Paul Éluard) et le « nirvana gériatrique », selon l'expression d'A. Andreoli et Fl. Quartier : « Sous l'angle pulsionnel, cet appauvrissement correspond à une tentative de faire le vide en soi et autour de soi. Devant l'évolution de certaines régressions, on peut se demander jusqu'à quel point l'évitement de l'angoisse n'est pas le premier pas d'un désinvestissement progressif de l'appareil psychique, comme si, à la fin de la vie, on assistait à un triomphe final de l'inertie, du principe du Nirvana[35]. »

En fait, les personnes qui atteignent un grand âge semblent avoir été des personnes très actives, avoir un caractère particulier, c'est-à-dire des dispositions d'esprit particulièrement heureuses.

35. A. Andreoli et Fl. Quartier, « Repli et régression névrotique chez le vieillard », *L'information psychiatrique*, décembre 1976, Vol. 52, n° 10.

### • *L'angoisse de la mort*

Elle paraît plus importante chez les personnes qui ont mis de côté cette question ou qui évoluent même dans un véritable déni. Une patiente octogénaire, à l'occasion d'une maladie, me confiait : « C'est drôle, jusque-là je me croyais immortelle » ; une autre de me dire : « Ça ne me concerne pas ! »

Être seul, abandonné au moment de la mort peut engendrer une grande angoisse, alors que nous sommes, à ce moment-là, appelés à vivre un acte final de confiance[36].

Si ces limites peuvent être source d'angoisse, il n'en est pas de même avec le désir. Nous avions l'habitude, ma femme et moi, d'accompagner à la mer mon père vieillissant. Nous passions une journée dans les lieux qu'il avait aimés. La veille de sa mort, alors que l'insuffisance cardiaque allait l'emporter et qu'il était très conscient de son état, il me demanda : « Louis, quand j'irai mieux, est-ce que tu m'emmèneras à la mer ? » Ce à quoi je répondis par l'affirmative. Le désir ne vieillit pas et l'espérance est enracinée au plus profond de l'homme. On a, dit-on, l'âge de ses artères, on a aussi et surtout l'âge de son désir.

36. On sait les souffrances vécues au moment du Covid et les conséquences dramatiques du manque d'accompagnement dans ces moments.

L'image que nous avons de Dieu est essentielle. Cependant la foi n'apporte pas toujours l'apaisement attendu. J'ai assisté aux derniers moments d'une tante, élevée dans la religion de la faute, de la culpabilité, celle d'un Dieu inquisiteur, qui observe tous faits et gestes, punisseur, juge impitoyable. Son agonie a été très difficile – son regard terriblement anxieux en témoignait – car elle avait la certitude d'aller en enfer.

Liée à la mort, particulièrement chez les personnes n'ayant aucune croyance, l'angoisse *de l'anéantissement* peut surgir, la peur que nul témoin ne puisse dire ce que fut leur vie, perdue, effacée, sans aucune trace.

L'angoisse peut enfin être d'origine spirituelle : réconciliation avec Dieu et les autres, mettre à plat les conflits, internes ou familiaux. « On accumule toute sa vie des choses qui ne se digèrent pas », disait un patient, soulignant bien que l'avancement en âge était aussi l'heure des grands rendez-vous. Le pardon libère, mais il est souvent difficile à donner ou à recevoir.

### La « folie familiale »

Une autre source d'angoisse est la *« folie familiale »*, ou tout au moins la psychopathologie familiale, lorsque l'enfant s'attribue la responsabilité des situations conflictuelles, de la simple mésentente à la discorde, le départ du père, les dissensions, jusqu'à l'impossible réparation.

Les études démontrent que les conflits entre parents sont une source majeure de dommages pour les enfants, que la famille soit encore réunie ou que leurs parents soient séparés ou divorcés.

La culpabilité accompagne ici l'angoisse. Ainsi, une patiente a passé de longues années de sa vie à vouloir « recoller les morceaux de la famille », réconcilier l'inconciliable, la lignée paternelle, père et grands-parents, avec sa mère qui avait été rejetée. À la trentaine passée, elle est toujours confrontée à des crises d'angoisse très importantes et des crises de boulimie qui minent son quotidien, culpabilisée de ne pas avoir obtenu une réconciliation générale, dont personne ne veut sinon elle-même, et confrontée au deuil bloqué. Elle est en chemin, et la violence des crises d'aujourd'hui témoigne de ce passé de rejet, situation d'autant plus douloureuse que les biens matériels de la lignée paternelle qui l'a exclue sont loin d'être négligeables.

## Gérer l'angoisse : les défenses psychologiques

Pour vivre et gérer au mieux l'anxiété et l'angoisse, pour permettre à chacun de s'adapter aux événements de la vie et à l'environnement, il a fallu développer des défenses psychologiques contre l'angoisse et maintenir ses sources hors du champ de la conscience. Ces mécanismes de défense sont nombreux. Arrêtons-nous sur quelques-uns d'entre eux.

## Le refoulement

Il rejette dans l'inconscient les désirs, idées et pulsions inacceptables. Il en est ainsi pour une patiente nonagénaire qui vieillit doucement et analyse avec beaucoup de pertinence ses troubles de mémoire : « C'est drôle, on dirait que je veux oublier des choses. Oublier ce qu'il faut, c'est nécessaire, sinon tu es malheureuse. »

## La dénégation

Elle consiste en une connaissance des faits mais un refus d'admettre leur existence telle qu'elle est. Nous tentons d'annuler, en la niant, notre perception, nos émotions, parfois même sous forme humoristique (« même pas peur »). Ainsi, un patient anxieux et dépressif qui était sur le point de décompenser me disait : « Je ne me suis jamais senti aussi bien. »

## Le déni

Un degré de plus dans la dénégation constitue le déni, qui est le refus de prendre en compte la réalité. Une certaine toute-puissance de la pensée, comme s'il suffisait de refuser la pensée de quelque chose pour que ce quelque chose n'ait pas d'existence réelle. Ces réactions s'observent dans les deuils pathologiques marqués par l'absolue certitude de la survivance du défunt et sa recherche.

### Le clivage

Il consiste en la séparation de la réalité psychique en deux parties. D'un côté, la réalité est prise en compte, et d'un autre côté elle est déniée. On observe fréquemment ce mécanisme dans ce qu'on appelle les perversions telles que la pédocriminalité, où la nature et la gravité des passages à l'acte des sujets pédophiles peuvent être totalement niées, au point que l'agresseur puisse s'interroger sur ce qu'on lui veut, alors qu'il dit n'avoir rien fait. Cette défense permet l'absence de honte ou de culpabilité.

### La rationalisation

Elle mettra en place un système explicatif, une apparente et valable motivation : « c'est parce que… ».

### La projection

C'est un mécanisme par lequel on extériorise des perceptions intérieures. Il est presque aussi vieux que l'histoire de l'homme, qui l'utilise très tôt, dès son plus jeune âge. Cette aptitude à projeter sur autrui notre propre responsabilité, Adam ne s'en était pas privé. Il rejette sur Ève la responsabilité de la transgression de l'interdit de manger de l'arbre du fruit de la connaissance (« *C'est la femme que tu m'as donnée* »), et Ève fera de même en accusant le serpent. C'est le refus d'admettre ce qui vient de soi pour l'attribuer au monde extérieur, à d'autres personnes ou choses de l'environnement. C'est une déresponsabilisation : c'est l'autre qui est responsable de mon malaise, de mon angoisse, de ma maladie, etc. Cette défense soulage peut-être dans l'immédiat, mais ne résout rien, puisque le progrès ne peut se faire qu'en assumant la responsabilité de ce que nous sommes, de ce que nous faisons, au lieu de l'évacuer sur autrui. À moins d'être tenté par une carrière de victime au long cours, l'autre étant toujours responsable de mon mal-être.

### Les dérives dans l'imaginaire

Elles sont aujourd'hui au premier plan avec les produits modificateurs de l'état de conscience, les drogues, l'usage abusif et inadéquat des médicaments. Internet peut être un très bon moyen de fuite dans l'imaginaire.

# V

# TRAITER L'ANGOISSE

Comme dans tous les problèmes de santé, il faut prévenir, traiter et si possible guérir, en levant l'ambiguïté du terme de « guérison ». Ce mot est aujourd'hui galvaudé, utilisé à tort et à travers, et son usage intempestif est source de démarches (plus ou moins) thérapeutiques, fort nombreuses, qui peuvent conduire à des désillusions si on ne précise pas ce qu'on entend par là.

## Prévenir l'angoisse

« Prévenir » l'angoisse semble curieux, puisque l'on sait que la confrontation avec elle est inéluctable, inévitable. Le rêve actuel est d'être « bien dans sa peau et dans ses baskets ». Soit. Encore que…

Il importe d'abord de ne pas alourdir notre barque, de faire en sorte que la coupe ne se remplisse pas, pour ne pas avoir à être confronté à la dernière goutte du vase : c'est l'apprentissage des limites. Dieu sait combien l'homme, dans ses fantasmes de toute-puissance, perd rapidement toute sagesse dans ce domaine.

### Apprendre ses limites

Cela veut dire être vigilant aux clignotants : repérer les différentes manifestations somatiques, psychologiques et comportementales déjà décrites. D'autant plus que le tableau est parfois insidieux, avec de simples modifications passagères ou permanentes : troubles du sommeil, troubles du caractère, irritabilité, nervosité anormale… Jusqu'à l'apparition de comportements qui commencent à poser des problèmes : impression de tension permanente, apparition ou aggravation de rituels, difficultés dans la vie quotidienne, soit par inhibition (évitement des situations), soit par une hyperactivité, sous-tendue par la certitude du caractère indispensable ou irremplaçable de ce que nous faisons.

### Savoir s'entourer d'un milieu affectif sécurisant

C'est un milieu avec qui s'établit un échange, un dialogue authentique, en qui on a confiance et que l'on sait présent en cas de difficultés. Cela pose bien évidemment la question de la relation avec notre entourage, plus ou moins proche, et avec autrui. On sait l'importance de ceux qui sont à nos côtés dans l'épreuve ou, à l'inverse, l'absence de tissu autour de la personne.

> Se profile ici la relation d'amour que nous pouvons avoir, mais aussi la gestion des difficultés ou des conflits. Où en sommes-nous de nos rancunes, de nos haines, de nos non-pardons, sources de tensions, d'angoisses et de dépressions ?

Combien de patients ont trouvé la paix après être passés par là, ce qui n'est pas de tout repos, mais source de grâces et de bénédictions ! Ce n'est pas ici le lieu de développer la dynamique du pardon, mais je peux témoigner de la sérénité retrouvée par beaucoup de patients qui ont pu faire ce chemin et sortir de la dépression et des angoisses dont ils souffraient.

## Affronter les situations

Prendre conscience de l'anxiété, c'est encore la regarder et ne pas se voiler la face. Il ne faut pas renoncer à faire ce qui nous fait peur. Affronter les situations que nous redoutons. Les successions d'évitement aboutissent à l'aggravation de la peur, et les renoncements se payent toujours cher.

« Ça ira mieux demain » fait partie de la stratégie humaine traditionnelle. Cela peut être vrai. Néanmoins, quand une situation ne s'améliore pas ou s'aggrave, il est temps de la prendre en compte et de convenir qu'il faut consulter.

## Consulter et suivre un traitement : médecin de famille, spécialiste, psychiatre et psychothérapeute

« *Au médecin rends les honneurs qui lui sont dus, en considération de ses services, car lui aussi, c'est le Seigneur qui l'a créé* », écrit Ben Sira le Sage (Si 38, 1) qui considère le médecin comme un don de Dieu, créé par lui. Il a donc toute sa place dans le traitement de l'angoisse. Mais il n'est pas seul.

Avant toute chose, il est nécessaire de mettre en pratique quelques règles d'hygiène de vie favorables :

- arrêter de consommer, ou prendre à bon escient, des excitants : café, tabac, alcool et autres substances psychoactives ;
- adopter un bon équilibre alimentaire ;
- prendre des mesures pour un bon sommeil ;
- pratiquer une activité physique régulière et adopter des techniques de relaxation.

En dehors de l'approche spirituelle que nous envisagerons plus loin, la thérapeutique de l'angoisse s'articule autour de deux grands axes : les médicaments et les psychothérapies. Il est nécessaire d'associer les deux approches.

### Les traitements médicamenteux

Ils sont partout et largement utilisés. On sait que les Français sont de grands consommateurs de médicaments.

### • *Les anxiolytiques*

Les médicaments qui soignent l'angoisse (tranquillisants ou anxiolytiques) sont aujourd'hui nombreux et appartiennent à plusieurs familles. Les plus connus sont les benzodiazépines. Elles agissent en augmentant la capacité de relaxation et en diminuant les manifestations physiques de l'anxiété. Leur action est rapide.

**Il est tout aussi erroné de refuser systématiquement l'usage des anxiolytiques que de croire qu'ils ont en eux-mêmes la solution finale au problème.**

Leur emploi entraîne curieusement les positions les plus extrêmes, soutenues par des idéologies tout aussi radicales et totalitaires : ils ont leurs défenseurs acharnés et leurs opposants les plus farouches. Il faut savoir les utiliser, tant au niveau du médecin que du patient. Le médecin a des règles précises de prescription, définies pour éviter le mésusage du produit. Elles ne doivent être utilisées que pour de courtes durées (douze semaines au maximum) et à la dose efficace la plus faible possible, en raison du risque de dépendance. Elles ne peuvent donc pas constituer un traitement de fond. Le patient ne doit pas attendre la guérison miraculeuse de leur part, d'où le grand malentendu.

Lorsqu'ils apparaissent en 1958, date du premier tranquillisant, le problème de l'angoisse paraît être résolu. Grossière erreur, qui a duré bien des années ! Les anxiolytiques sont des médicaments extrêmement précieux qui permettent à quelqu'un dont la souffrance peut être intolérable – et conduire au suicide – de retrouver un mieux-être. Mais il ne faut pas en attendre autre chose que cet effet bénéfique, lequel est déjà considérable. Croire qu'ils résoudront toutes nos difficultés et qu'ils nous éviteront le travail personnel sur nous-mêmes, c'est s'exposer à la prise au long cours de ces médicaments, à leur dépendance, à l'accoutumance et à leur inefficacité. Celle-ci nécessitera l'augmentation progressive des doses pour obtenir le même effet thérapeutique, et ainsi de suite. Avec le grave problème du sevrage médicamenteux. Ainsi est-il tout aussi erroné de refuser systématiquement leur usage que de croire qu'ils ont en eux-mêmes la solution finale au problème.

- *Les antidépresseurs*

Les recherches de ces dernières années ont démontré par ailleurs que certains antidépresseurs avaient également un effet anxiolytique ; ils sont de ce fait utilisés dans certaines indications autres que la dépression (anxiété généralisée évoluant depuis plus de six mois, troubles paniques, phobies sociales, attaques de panique, TOC). Ce sont désormais les médicaments prescrits en priorité. Leur efficacité contre l'anxiété n'est pas immédiate : il faut au moins deux à quatre semaines pour en ressentir les effets bénéfiques[37]. Ici encore, les règles de prescription sont définies clairement.

37. Lors de la conférence de l'*European College of Neuropsychopharmacology* (ECNP) à Barcelone, en Espagne, en octobre 2023, l'hypothèse a été avancée que le délai d'action des antidépresseurs

### • *Les bêtabloquants*

D'autres médicaments agissent sur l'angoisse, tels que les bêtabloquants (médicament du stress et du trac)[38].

Il est important de répéter qu'un traitement psychotrope ne s'arrête pas sans aucune précaution, cela peut être dangereux et toujours très inconfortable. Heureusement, les traitements contre l'anxiété ne sont pas ceux que les patients arrêtent le plus facilement. Parce que l'angoisse fait peur. La peur de la peur. Et cela se comprend. Cependant, comment demander à quelqu'un d'aller au-delà de la prise de l'anxiolytique dont il sait qu'il va calmer sa souffrance ? En lui expliquant qu'il faut poursuivre le chemin, plus loin que le seul soulagement des symptômes par les médicaments, et donner un sens à ce qu'il vit. C'est ce que cherche l'homme.

---

est lié à la création de nouvelles synapses au niveau du cerveau. Ils favoriseraient le développement de la plasticité cérébrale au cours des premières semaines de traitement et cette « reconfiguration » des synapses prend en effet du temps.

38. Il existe encore d'autres anxiolytiques. Il s'agit par exemple de l'Hydroxyzine (Atarax) et dérivés (anxiolytiques de la famille des antihistaminiques, la Buspirone). Par ailleurs, dans les anxiétés légères, on peut se tourner vers la phytothérapie (valériane, passiflore, aubépine), mais attention aux interactions médicamenteuses.

### Traitements psychothérapiques : soutien, psychanalyse, TCC

Nous sommes des êtres incarnés, et mon expérience quotidienne de praticien m'a montré combien il faut fréquemment d'abord passer par un travail corporel pour avancer. Car nos angoisses ont d'abord été inscrites dans notre corps, et notre corps est mémoire. Nous ne sommes pas de purs esprits, et la mémoire du corps est de plus en plus évidente. Sachons accepter et respecter celui-ci tel qu'il est aujourd'hui, avec ses limites, ce qu'il nous exprime, nous dit, nous fait vivre et ressentir. Pour apprendre à l'habiter, et non pas pour l'aduler ou l'idolâtrer. Les thérapies corporelles de respiration et de relaxation, la cohérence cardiaque, sont évidemment ici en bonne place.

Il existe plusieurs types de psychothérapies :

- *La psychothérapie de soutien*

Elle consiste en une écoute et une aide apportée au patient pour l'accompagner, éclairer les situations qu'il rencontre et le soutenir dans les phases difficiles de son chemin.

- *La psychothérapie d'inspiration psychanalytique et la psychanalyse*

Elles s'appuient sur les théories psychanalytiques du fonctionnement du psychisme et de l'origine psychologique des troubles anxieux. Ce sont des techniques de psychothérapie structurées, s'appuyant sur une dimension théorique et une codification du cadre thérapeutique.

### • *Les TCC (Thérapies cognitives et comportementales)*

Aujourd'hui largement diffusées et utilisées dans le traitement de l'anxiété, elles sont basées sur la notion d'un mauvais apprentissage et d'un traitement dysfonctionnel de l'information, comme si elle était perçue de manière erronée au travers de filtres déformants : dans l'anxiété, tous les événements seraient interprétés comme porteurs de dangers, de menaces et/ou d'incertitudes. On conçoit aisément l'importance des situations stressantes précoces, qui ont été contrôlées ou non, car elles sont stockées dans la mémoire, conditionnant ultérieurement notre fonctionnement psychologique, notre manière d'être, nos façons de penser, de faire, de réagir.

Seront tour à tour précisées les pensées (cognitions), les émotions, les sensations et les réponses comportementales. Entre le patient et le thérapeute s'établit un rapport collaboratif de confiance mutuelle, le patient étant très actif dans la thérapie (ce qui permet de mettre à jour rapidement les résistances si les « consignes » données pour la prochaine consultation ne sont pas effectuées, par exemple).

Il existe plusieurs sortes de techniques comportementales. On peut citer les techniques d'exposition aux stimuli de l'anxiété, exposition graduelle en situation ou en imaginaire ; les techniques de l'affirmation de soi, aujourd'hui si nombreuses, sans compter les techniques de relaxation ou de respiration, avec ses multiples variantes.

Les thérapies cognitives sont centrées sur les pensées irrationnelles anxiogènes, visant à modifier les fausses croyances, les distorsions et les dysfonctionnements que la personne a pu développer sur elle-même ou sur le monde extérieur.

Les schémas dysfonctionnels sont multiples. En voici quelques-uns (liste non exhaustive) :

- La généralisation : tirer des conclusions générales à partir d'un fait particulier, « C'est toujours comme ça ».
- La personnalisation : tendance à tout ramener à soi.
- L'interprétation : donner un sens à des indices sans importance, interpréter un comportement, une réponse.
- La pensée dichotomique : « le tout ou rien ».
- La maximalisation de ses défauts et la minimisation de ceux d'autrui…

Ces TCC peuvent être complétées par d'intéressants dispositifs numériques, par exemple le casque de réalité virtuelle pour soigner les phobies.

Mettre des mots sur les maux. Le jeu de mots est facile et largement utilisé, mais correspond à une démarche de vérité. Il ne faut pas s'étonner de constater la recrudescence que peut connaître l'angoisse au cours d'une psychothérapie. La réminiscence et le travail d'élaboration psychologique mobiliseront les défenses psychologiques mises en place. Ce qui est voilé émerge.

**Le risque de la récidive des troubles est grand si nous essayons de faire l'économie de ce travail de changement.**

C'est dire que l'angoisse et son surgissement peut être le signe d'un travail psychique qui avance, qui aborde ce qui était refoulé. Elle est alors signe de croissance, et, pourquoi pas, de bonne santé : changer ce qui est appelé à l'être. La force de l'habitude nous empêche de nous remettre en question, de revoir notre vie, nos façons d'être, de trouver une liberté.

Mais ce n'est pas si simple, et c'est là toute l'ambiguïté de la demande : « Docteur, faites que je redevienne comme avant. » Car, s'il est évident qu'il faut tout faire pour qu'un patient se libère des entraves de l'angoisse, il faut aussi très précisément que le fonctionnement psychologique ne soit pas après comme avant. Le risque de la récidive des troubles est grand si nous essayons de faire l'économie de ce travail de changement.

Dès que l'on aborde le problème des psychothérapies, la question rituelle inévitable est : « À quoi cela sert-il de revenir sur le passé ? » Très précisément de sortir de cette rumination, ou tout au moins d'en faire ce qu'elle est chez les ruminants : le premier temps de la digestion. Ce qui est en jeu n'est pas le rabâchage ou bien l'oubli, mais bien de pouvoir mettre dans le passé ce qui est effectivement derrière soi, au lieu d'en faire un perpétuel présent : aller de l'avant, tout en s'appuyant sur ce qui a été vécu. On peut comparer ceci à la conduite automobile. Essayer de conduire en tournant la tête vers l'arrière serait rapidement une catastrophe. On sait ce qui est arrivé à la femme de Loth. En revanche, regarder en avant et assurer toute manœuvre par un regard sur les rétroviseurs, prendre en compte ce qui est derrière nous, permet de prendre en compte ce passé et de le mettre à profit dans notre projection vers l'avenir. « La mémoire est l'espérance du futur », dit le cardinal Poupard[39].

**Il existe des bénéfices secondaires de la maladie, et les abandonner peut poser un problème : on peut toujours préférer un mauvais « tiens » à deux hypothétiques « tu l'auras ».**

Au cours de notre existence, il y a une nécessaire protection vis-à-vis de l'angoisse grâce à nos mécanismes de défense, que nous avons rapidement passés en revue. Ils sont notre touche personnelle, notre façon de fonctionner et de gérer l'angoisse. Il faut en tenir compte pour ne pas être un éléphant dans un magasin de porcelaine, en partie déjà dévasté. D'autant plus qu'existent les bénéfices secondaires de la maladie, et les abandonner peut poser un problème : on peut toujours préférer un mauvais « tiens » à deux hypothétiques « tu l'auras ». L'angoisse fait souffrir, mais quelque part nous savons de quoi il s'agit, tout au

39. Interview du journal *La Croix*, 18/09/96.

moins en partie. Nous connaissons les tours, les détours et les contours de cette souffrance, qui peut être une façon de vivre : des aménagements possibles ont pu être trouvés. Une patiente, que l'organisation psychologique obsessionnelle avait conduit à une tentative désespérée de tout maîtriser, et qui commençait à être débordée par l'angoisse, me disait : « On n'est bien que dans le mal-être », et un autre me confiait : « J'ai peur d'être mieux. » Peur de l'inconnu.

Peut alors apparaître ce que j'appelle le « syndrome du tee-shirt », c'est-à-dire le message que nous fait passer, consciemment ou pas, un patient. Tout se passe comme s'il arborait précisément sur son tee-shirt la proclamation de ce qu'il pense être la réalité de sa blessure : « Je suis une victime », « Mes parents m'ont blessé »... Celle-ci devient alors une identité de substitution, et la relation à soi et au monde passe par cette pseudo-identité. Dès lors, le choix est double : continuer à porter le tee-shirt et que rien ne bouge, ou bien l'enlever, avoir le courage de perdre pour, il est vrai, se retrouver en quelque sorte nu, privé des modes de fonctionnement antérieurs. Le travail d'accompagnement est ici posé : donner du temps au temps, rester dans une écoute attentive, bienveillante mais aussi questionnante.

Ce courage de perdre, pour aller en vérité avec la Vérité, le jeune homme riche de l'Évangile savait de quoi il s'agissait lorsqu'il s'en alla tout triste (cf. Mt 19, 16-22).

C'est aussi le cas de Claudette, qui vivait dans une angoisse perpétuelle avec attaques de panique. Après de nombreuses tentatives de suicide, elle a commencé à aller mieux le jour où elle a pu formuler très précisément ce qu'elle vivait :

« J'ai deux personnes en moi, celle qui veut avancer et celle qui veut rester malade, l'envie de m'en sortir et l'envie de m'enfoncer. » Mais ce « mieux » se payait également de temps à autre par une réactivation importante de l'angoisse, car elle remettait progressivement en question ses manières de vivre, d'entrer en relation avec elle-même et avec les autres. C'était l'occasion de prendre peu à peu de la distance avec le monde soignant sécure. D'où l'angoisse, car il existait autour d'elle un tissu relationnel soignant, un « haubanage de sécurité » très dense, que l'amélioration qui se dessinait pouvait remettre en question. Assumer son angoisse est signe de maturité psychologique et spirituelle.

**L'évitement non seulement ne résout rien, mais aggrave la situation.**

Plus vous avez peur, plus vous évitez. Mais on peut redire ici que l'évitement non seulement ne résout rien, mais aggrave la situation. « Il faut rendre la vie impossible à nos peurs, sinon ce sont elles qui rendront notre vie impossible… Voici surtout la grande règle : il est impossible de faire reculer la peur sans descendre dans l'arène. Pour dominer ses peurs, il faut les affronter, très souvent et très régulièrement[40]. » Car le but du traitement est de recouvrer la liberté.

Le malade sera donc acteur de son traitement, et personne ne peut le faire pour lui, en ses lieu et place. Heureusement ! Il est frappant de constater dans les récits de guérison de l'Évangile l'invitation du Christ faite aux malades : *« Lève-toi, prends ton grabat et marche »* (Jn 5, 8), ou aux défunts : *« Lazare, viens dehors »* (littéralement : « ici, dehors », Jn 11, 43) et non pas : « Ne bouge pas, ne fais rien, je vais tout faire à ta place. » Pierre fera de même avec le paralytique : *« Lève-toi et fais toi-même ton lit »* (Ac 9, 34) ou avec la femme qu'il ressuscite à Joppé : *« Tabitha, lève-toi »* (Ac 9, 40).

Ces citations nous invitent à aborder la dimension spirituelle. Il nous faut maintenant quitter le plan médical et psychologique pour aller plus avant, puisque notre propos est très précisément de ne pas en rester à ce mode d'approche qui ne récapitule pas à lui seul la véritable identité de l'être humain.

Une patiente, qui avait réchappé à de nombreuses tentatives de suicide du fait d'angoisses insupportables, me confiait avoir suivi de multiples thérapies et tout autant de recherches spirituelles allant du catholicisme

---

40. Christophe ANDRÉ, *op. cit.*, p. 93.

familial au bouddhisme, sans oublier le *New Age*, la magie, et que finalement, ce qui restait, c'était l'amour. L'Amour. Belle conclusion qui témoigne de cette recherche et de cette rencontre avec Dieu. Elle disait à sa façon combien l'angoisse touche la relation à nous-mêmes, à l'autre et à Dieu.

# VI

# « ILS CRIAIENT VERS LE SEIGNEUR DANS LA DÉTRESSE, DE LEUR ANGOISSE IL LES A DÉLIVRÉS. »

PS 107, 6

Dieu sauve l'homme de tout péril, nous dit le psaume 107, et à quatre reprises le psalmiste reprend ce cri de délivrance dans la détresse. Entre l'angoisse, passage étroit, et l'appel au large, l'invitation à avancer en eaux profondes, comment naviguer ? Devant cette présence de l'angoisse au fil de chaque vie humaine, il faut, à l'évidence, se poser la question de sa place dans la vie spirituelle.

L'angoisse a une fonction de signal ; elle avertit la personne de la proximité d'un danger intérieur ou extérieur, non distinctement identifié, indéterminé, inconnu, nous dit la psychologie. Nous avons vu la prégnance de l'angoisse de perte, mais aussi des situations de perte de sens.

> L'homme ne se contente pas d'exister, même confortablement. Il s'engage dans la recherche de sens : sens de sa vie, c'est-à-dire à la fois signification et direction, de sa présence au monde, il choisit la hiérarchie de ses valeurs et des finalités. Il œuvre à la réalisation de lui-même et de la société, dynamique d'ouverture potentielle à l'autre, au transcendant, au Tout-Autre, que les croyants nomment Dieu.

Dans cette perspective, l'Esprit, communiqué par Dieu à l'homme, est présence de Dieu au plus intime, au plus profond de l'être humain. Cependant, chacun est unique, responsable et libre de ses choix, et s'interrogera sur son propre chemin.

L'interrogation « qu'est-ce que vivre ? » n'a de sens que pour chacun de nous dans sa singularité. Vouloir répondre en lieu et place de quelqu'un ou vouloir lui imposer nos vues est en soi totalitaire. Nous pouvons cependant l'accompagner sur ce chemin pour qu'il trouve sa réponse, dans sa singularité propre. Et témoigner de notre propre réponse.

Qu'on ne s'y trompe pas ! La dimension spirituelle n'est pas réservée aux croyants, quelle que soit leur foi. Elle est constitutive de chaque être humain. Autrefois, le problème était simple : spiritualité équivalait à religion. Aujourd'hui, cette dimension spirituelle s'exprimera de bien d'autres manières par l'attrait de grandes causes, par la solidarité internationale, si belle et si sollicitée dans ce temps de la mondialisation, mais elle est au cœur de l'homme. « Le sens de la vie humaine est toujours une question de foi, pas seulement de foi religieuse, mais de foi humaine, tout simplement. Quand je n'ai plus foi en moi ni en les autres, à ce moment-là je suis comme privé de sens. L'homme est un être que la foi fait vivre », écrit le père Amédée[41] : « Il faut essayer d'humaniser de plus en plus d'hommes, tout homme, tout l'homme et tous les hommes[42]. »

**L'angoisse est l'expression de la perte du sens de l'homme. En oubliant Dieu, nous avons perdu notre finalité : être aimé et aimer en retour.**

L'abord spirituel de l'angoisse est très vaste depuis les Pères de l'Église. Deux livres ont été également très marquants : *Le concept de l'angoisse*, écrit en 1844 par Sören Kierkegaard, et *Le chrétien et l'angoisse*, de Hans Urs von Balthasar, publié en allemand en 1951. De nombreux philosophes ont vu dans l'angoisse une dimension fondamentale de la

41. P. Amédée et Dominique Megglé, *Le moine et le psychiatre*, Bayard, Paris, 1995, p. 93.
42. *Ibid.*, p. 102.

réalité actuelle alors que, créés à l'image de Dieu, nous le sommes pour l'éternité.

Pour Kierkegaard, l'angoisse est « le propre de l'esprit fini saisi de terreur devant son propre infini ». Hans Urs von Balthasar écrit que « l'angoisse est un rappel permanent de notre finitude humaine ». Interrogations profondes du genre humain reprises par le concile Vatican II[43] : « C'est en l'homme lui-même que de nombreux éléments se combattent. D'une part, comme créature, il fait l'expérience de ses multiples limites ; d'autre part, il se sent illimité dans ses désirs et appelé à une vie supérieure. »

Ce que nous pouvons appeler « angoisse commune » est donc une angoisse de finitude et de perte de sens. Cependant, l'angoisse n'est pas ontologique, elle est la conséquence de la chute du péché originel, rupture de la communion d'amour avec Dieu, et de fait, Adam se cacha après la faute car il avait peur.

> « Nous sentons que le monde est inapte à combler notre désir d'infini. Il nous offre certes abri et sécurité, nous promet la récompense de nos performances et la reconnaissance de ce que nous sommes, mais ne tient pas ses promesses. Tout ce qui nous lie au monde est fragile : notre corps est vulnérable, nos biens sont éphémères, nous ne pouvons les emporter dans la mort[44]. »

43. *Gaudium et Spes*, exposé préliminaire, 10, 1.
44. Anselm Grün, *Transforme ta peur*, Salvator, Paris, 2017, p. 129.

L'angoisse est l'expression de la perte du sens de l'homme. En oubliant Dieu, en perdant le sens du divin, nous avons perdu notre finalité : être aimé et aimer en retour. Cependant, les riches recherches spirituelles de notre temps, s'engageant dans de nombreuses directions, au risque de se perdre, montrent combien cette dimension manque à l'homme aujourd'hui et qu'il ne peut en faire l'impasse.

Dieu veut nous libérer de la crainte, de la peur. La promesse est faite à Abraham de nous rendre sans crainte, et le Christ nous dit : *« Sois sans crainte, petit troupeau »* (Lc 12, 32) et nous demande à plusieurs reprises : *« Pourquoi avez-vous peur ainsi ? »* (Mc 4, 40).

La Bible n'ignore pas l'angoisse. Celle-ci parcourt l'Ancien Testament et traverse en particulier de nombreux psaumes. Le Christ lui-même a vécu l'angoisse à Gethsémani : *« Il commença à ressentir tristesse et angoisse »* (Mt 26, 37) et *« Il commença à ressentir effroi et angoisse »* (Mc 14, 33). Nous allons y revenir.

> « Au niveau spirituel, l'angoisse signe le combat pour une nouvelle naissance, le renoncement à sa volonté propre, les morts volontaires à soi-même. L'angoisse vient révéler les zones de résistance, les blocages intérieurs, et les Pères de l'Église la considéraient comme une épreuve nécessaire, un signe positif d'une maturation intérieure, et s'inquiétaient plutôt de son absence[45]. »

---

45. Laroche MICHEL, *Seconde naissance. De l'homme de l'angoisse à l'homme de la résurrection*, Nouvelle cité, Perpignan, 1986.

L'angoisse est un passage obligé dans le combat spirituel, pour grandir dans la confiance et dans l'amour. C'est une preuve de maturité spirituelle et humaine qu'il nous faut regarder en face. Paradoxalement, pourrions-nous dire, il n'est pas de progrès sans angoisse.

Dans l'Ancien Testament, Dieu apparaît comme celui qui délivre de l'angoisse. Dans l'angoisse, le juste crie vers le Seigneur. Il est le Dieu de l'espérance : « Le juste conduit par Dieu jusqu'au bord extrême de l'angoisse, afin de revenir de là, par la prière, plus consciemment, avec plus de gratitude, au centre de l'espérance… Ce qui importe, ce que Dieu veut entendre, c'est le cri d'angoisse qui monte vers lui, et qui, s'élevant vers lui de l'extrémité la plus éloignée, atteint immédiatement le cœur de Dieu, au plus profond. Le rapport d'alliance est chaque fois éprouvé et restauré dans cette situation où l'homme est "suspendu à un fil"[46]. »

Urs von Balthasar analyse dans l'Ancien Testament deux sortes d'angoisses : une angoisse des méchants et une angoisse des bons. L'angoisse des méchants est la préfiguration des ténèbres de l'enfer, c'est l'effet et la cause de leur refus de se tourner vers Dieu. L'angoisse des bons est un passage, elle a pour sens et pour but de les ouvrir à Dieu dans un cri d'angoisse pour implorer

---

46. Urs von Balthasar. *Le chrétien et l'angoisse*. DDB, Perpignan, 1994, p. 62.

sa miséricorde, elle est le signe de la grâce de Dieu dressé au-dessus d'eux[47].

L'angoisse du pécheur est engendrée par la rupture de l'alliance avec Dieu et sa culpabilité face à ses choix responsables. C'est une réaction d'isolement, d'éloignement, d'enfermement. De rupture de communion. Dieu est perçu, s'il est perçu, comme l'agresseur responsable de l'angoisse et de la souffrance. Vis-à-vis de l'angoisse, l'homme utilise des moyens de protection qui marquent bien la rupture de l'alliance : indépendance et isolement, agressivité et projection à l'extérieur de la culpabilité (où l'autre devient le responsable de notre mal-être), convoitise, égocentrisme, orgueil, désespoir et découragement. Le chemin du retour passera par la conversion, le repentir, l'aveu dans la prière comme le fils prodigue (se jeter dans les bras du Père) et le rétablissement de la relation dans la paix, particulièrement par le sacrement du pardon.

On peut rappeler ici ce que le pape François disait aux jeunes lors de la Journée mondiale de la Jeunesse le 30 juillet 2016 :

> « Où la peur nous conduit-elle ? À la fermeture. Et lorsque la peur se terre dans la fermeture, elle est toujours accompagnée de sa "sœur jumelle", la paralysie, nous sentir paralysés… La paralysie nous fait perdre le goût de savourer la rencontre, de l'amitié, le goût de rêver ensemble, de

47. Urs von Balthasar, *op. cit.*, p. 65-66.

cheminer avec les autres. Elle nous éloigne des autres, tous enfermés dans ces petites chambres en verre. »

L'angoisse du saint est une angoisse de proximité. S'approcher de Dieu, c'est entrer dans un chemin de vulnérabilité, d'insécurité, qui sont sources d'angoisse. C'est l'angoisse du combat spirituel, de la mort à soi-même, de l'inconnu. Foi, espérance et confiance animent le croyant dans ce combat spirituel et cette mort à soi-même.

« S'abandonner à l'Amour, c'est se livrer à toutes sortes d'angoisses », disait sainte Thérèse de l'Enfant-Jésus et de la Sainte-Face.

Nous sommes et restons pécheurs, nous prenons nos distances par rapport à Dieu, nous le délaissons, le laissant loin de notre vie, ou, plus encore, nous nions ou ignorons son existence. Le témoignage de la foi n'est pas simple aujourd'hui, mais l'a-t-il été un jour ? Comment être dans le monde et ne pas être du monde ?

L'angoisse étreint également l'être humain qui vit une nuit de la foi. Sainte Thérèse de l'Enfant-Jésus a témoigné de ce qu'elle a vécu au cours des dix-huit derniers mois de sa vie. Terrible épreuve de la foi. L'angoisse des ténèbres : « Mon âme fut envahie des plus épaisses ténèbres. » On sait aujourd'hui que sainte Mère Teresa de Calcutta a vécu cette même nuit de la foi pendant plus de vingt ans.

Les purifications passives (Dieu prend l'initiative) ne sont pas une maladie, mais une épreuve purifiante dont le but est la sanctification de la personne. La purification passive apparaît et se manifeste par des symptômes psychosomatiques et spirituels chaque fois que le Seigneur, en réponse à sa prière, se rapproche de l'homme pécheur, incapable de le recevoir. On peut assister à un véritable bouleversement psychique et spirituel, et il est important de pouvoir discerner ce qui est en jeu.

« Dans l'Ancien Testament, l'angoisse avait beau être vaincue par la Promesse, la Promesse n'était pas encore réelle, elle n'avait pas la force d'arracher complètement l'homme à l'angoisse du péché », écrit Hans Urs von Balthasar[48], qui précise que « Dieu ne pouvait se faire homme autrement qu'en connaissant l'angoisse humaine, en l'assumant ».

Avec l'Incarnation, la perspective est changée radicalement et le Christ nous demande de le suivre. Particulièrement au Jardin des Oliviers.

48. Urs von Balthasar, *op. cit.*, p. 71 et 96.

# VII

# GETHSÉMANI

Gethsémani. En araméen : le pressoir à huile. L'oppression de l'angoisse, la symbolique biblique de l'huile. Le lieu de l'angoisse du Christ. Gethsémani est le lieu de l'angoisse suprême, l'entrée dans la Passion du Christ, indissociable de la Résurrection. C'est à Gethsémani que l'homme Jésus est au plus profond de l'angoisse, car Jésus Dieu sait ce qui l'attend.

Le récit le plus complet est celui de Matthieu (26, 36-46). Luc note la présence réconfortante de l'Ange, l'entrée dans l'agonie de Jésus (« agonie » vient du grec *agon*, lutte, combat ; ce mot d'agonie a cette consonance d'agitation et d'angoisse et n'est utilisé qu'une fois dans la Bible), l'éloignement d'un jet de pierre et la sueur de sang (hématidrose). Dans le texte, le mot utilisé signifie même « caillots de sang » et non pas « gouttes ». Ce phénomène de l'hématidrose, c'est-à-dire le passage de l'hémoglobine, matière colorante du sang, dans la sueur, est un phénomène rare qui se produit à l'occasion de stress intense, d'épuisement et de détresse extrême. Il était connu depuis l'Antiquité et considéré comme un phénomène extra-naturel annonçant les plus épouvantables malheurs.

Nous sommes jeudi soir. Peu avant, il y a eu l'onction de Béthanie, où la femme pourvoit à la sépulture du Christ, l'annonce de la trahison de Judas, l'Institution de l'Eucharistie, où Jésus fait don de sa vie et entre déjà dans la Passion. Après avoir chanté les psaumes, en chemin vers Gethsémani, Jésus prédit que tous les disciples vont tomber à cause de lui cette nuit et annonce le reniement de Pierre. À Gethsémani, où Jésus avait coutume de passer la nuit avec ses disciples, il les invite ce soir encore à être avec lui, prend Pierre, Jacques et Jean (témoins privilégiés de la résurrection de la fille de Jaïre et de la Transfiguration sur le Thabor) et s'éloigne avec eux pour aller prier. Il leur confie sa tristesse et son angoisse et leur dit : *« Mon âme est triste à en mourir, demeurez ici et veillez avec moi »* (Mt 26, 38), et Luc ajoute *« pour ne pas entrer en tentation »* (Lc 22, 40), puis il s'éloigne (le verbe utilisé par Luc est plus fort et signifie que Jésus s'arrache) d'un jet de pierre et reste seul, abandonné à sa solitude.

Il n'est pas inutile de rappeler les scènes de l'Évangile où Jésus se fait accompagner par Pierre, Jacques et Jean, et uniquement par ces trois apôtres : la résurrection de la fille de Jaïre, la transfiguration sur le mont Thabor, Gethsémani. C'est-à-dire la victoire de la vie sur la maladie et la mort, la représentation de la résurrection du Christ dans la lumière de la gloire de la transfiguration, et enfin l'agonie de Jésus. L'ordre des scènes n'est bien évidemment pas fortuit.

> *Le Christ nous montre par avance la victoire de la vie et son aboutissement qui est la Résurrection, mais après le passage par l'agonie de Gethsémani, passage obligé de la mort à soi-même.*

Désormais, le Christ est humainement seul, sans aucun témoin, et pourtant nous savons ce qui suit et le combat du Seigneur. J'aime à penser que le Christ lui-même a révélé aux apôtres plus tard tout le déroulement du drame de l'agonie.

Le Christ tombe face contre terre, attitude de grande prosternation, d'abandon total à Dieu.

Alors se situe la triple prière du Christ, rapportée par Matthieu et Marc, ponctuée par le triple aller-retour entre les apôtres et lui.

Dans une méditation sur la sainte agonie, saint Pio de Pietrelcina écrivait :

> « L'éternel, l'Immortel s'abaisse pour subir un martyre inouï, la mort infâme sur la croix, au milieu des insultes,

des huées et d'ignominies, afin de sauver sa créature qui l'a outragé et qui se vautre dans la boue du péché. L'homme savoure le péché et Dieu, à cause du péché, est triste jusqu'à la mort, les affres d'une cruelle agonie lui font suer du sang... Ô Jésus, mon cœur est bouleversé quand je songe à l'amour qui te fait courir au-devant de ta Passion ! Tu nous as appris qu'il n'y a point de plus grand amour que de donner sa vie pour ceux qu'on aime. Voici que tu es sur le point de sceller ces paroles avec ton exemple[49]. »

Cette triple prière du Christ n'est pas une simple répétition, et trois étapes successives jalonnent l'épreuve :

### • *La confrontation*

La première étape est la confrontation qui oppose son souhait humain que la coupe (symbole dans la Bible des souffrances qui attendent un peuple ou une personne) passe loin de lui, et la parfaite obéissance à la volonté du Père. Dans sa prière, il lutte avec Dieu et lui demande que lui soit épargnée cette épreuve. C'est le temps de l'homme. Le Christ fait homme exprime son désir naturel d'échapper à la mort ignominieuse, et il sait qu'il faut passer par là, par cette Pâque, pour que la Croix soit source de la Rédemption. L'homme Jésus allait vers sa fin : être anéanti, mourir comme le grain de blé et ressusciter le troisième jour. Mais c'est aussi l'heure de l'interrogation : faut-il aller si loin ?

49. *L'agonie de Jésus à Gethsémani. Heure sainte*, Téqui, Bonchamp-Lès-Laval, 2000.

Cette nécessaire épreuve suffira-t-elle à la conversion de l'homme ? Le Christ a-t-il cru que sa Passion ne servirait à rien, qu'elle serait inutile ? N'oublions pas qu'il s'agit de *« moment favorable »* (Lc 4, 13). Le Diable vient tenter Jésus dans son humanité. Cependant, il y a dans cette heure une présence divine (l'Ange) pour lui donner courage, une communion d'amour entre le Père et le Fils, et saint Jérôme note que c'est le seul endroit où le Christ s'adresse directement à Dieu en mettant le prénom possessif : « Mon Père » ; Marc utilise le mot « Abba » pour la seule fois dans l'Évangile, appellation en araméen la plus familière d'un fils à son père, exprimant la proximité, la tendresse et l'amour entre le Père et le Fils. Saint Padre Pio disait : « Il a prié ainsi afin de nous apprendre à recourir au Ciel seul lorsque nos âmes sont désolées comme la sienne. Lui, notre force, viendra à notre aide puisqu'il a consenti à assumer toutes nos détresses. »

### • *L'insistance et l'acceptation*

La deuxième étape de la prière du Christ est l'insistance de la demande, mais surtout l'acceptation, puisque cela ne peut se passer sans que la coupe soit bue : *« Que ta volonté soit faite »* c'est-à-dire très précisément, mot à mot, le troisième souhait du Notre Père qu'il nous a enseigné en Matthieu (6, 10). Ce n'est pas de la « soumission », au sens servile du terme, c'est le souhait que la volonté du Père se fasse en lui comme en nous.

C'est ce que Jean-Paul II rappelait : « Ce n'est pas de la résignation aveugle et passive, mais c'est l'expression d'une confiance pure et absolue, qui transparaît dans les dernières paroles prononcées sur la Croix : "*Père, entre tes mains, je remets mon esprit*"[50]. »

### • La confirmation et l'engagement

La troisième étape est celle de la confirmation, de l'engagement total, de l'abandon : *« Il dit de nouveau la même parole »* (Mt 26, 44). Il tiendra parole, et cet engagement transforme le Christ, le métamorphose, le transfigure, puisqu'au troisième retour vers les apôtres, le ton de l'interpellation a changé. L'ordre est clair, vif : *« Levez-vous* [ou réveillez-vous], *allons »* (v. 46). Le mot grec utilisé, *égeiro*, a trois significations : se lever, se réveiller, se lever d'entre les morts. C'est le même mot utilisé par le Seigneur lorsqu'il s'adresse à la fille de Jaïre, au paralytique, à l'invalide de la piscine de Bethesda, et qui est dans la bouche de l'ange au tombeau : « Il s'est réveillé. »

Le Christ qui se lève au troisième temps de la prière est vainqueur. Entré homme dans l'agonie, il en sort Dieu Rédempteur : *« Gardez courage, j'ai vaincu le monde »* (Jn 16, 33). Jésus, pleinement homme, pleinement Dieu. « Tout ce que l'Ancienne et la Nouvelle Alliance connaissent en fait d'angoisse est ici rassemblé et infiniment dépassé, parce que la personne qui est

50. Audience du 22/09/04.

en proie à l'angoisse dans cette nature humaine, c'est le Dieu infini lui-même[51]. »

La triple prière est scandée par les trois allers-retours vers les disciples, et ils dorment. Pourtant, l'exhortation avait été claire : *« Veillez et priez pour ne pas entrer en tentation »* (Mt 26, 41). L'exhortation est à la fois conseil de vigilance et invitation à la prière. Se tenir sur ses gardes et prier nous aide à résister à la tentation et nous protège de l'épreuve. Mais au conseil de vigilance, les apôtres répondent par le sommeil. Trahison ou bien plutôt, comme l'indique Luc : il les *« trouva endormis de tristesse »* (Lc 22, 45), c'est-à-dire comme les petits enfants qui s'endorment lors de moments difficiles ou vaincus par le chagrin. La situation les dépassait probablement. Ils n'étaient certainement pas très tranquilles, et *« ils ne savaient que répondre »* (Mc 14, 40). Combien de fois ne sommes-nous pas dépassés par ce que nous vivons ?

À Paray-le-Monial, Jésus a dit à Marguerite-Marie : « À Gethsémani, j'ai cherché des consolateurs et je n'en ai point trouvé. »

> La transmission de ces moments dramatiques doit nous inciter à nous arrêter longuement sur ce qui s'est passé à Gethsémani, afin que cette crise d'angoisse et sa résolution soit pour nous un modèle divin, modèle dans cette épreuve de l'angoisse.

51. Urs von Balthasar, *op. cit.*, p. 72.

« Le drame de notre salut se décida au moment même où Jésus fut abandonné mystérieusement par son Père, et où lui-même s'abandonna, en réponse, avec confiance et amour, entre ses mains. C'est le "oui" de l'homme dans la suprême angoisse[52]. »

« Angoisse qu'il a voulue lui-même sans consolation et sans soulagement, parce que c'est d'elle que devaient venir au monde toute consolation et tout soulagement[53]. » Thomas de Celano écrit : « Le chrétien a pour refuge contre l'angoisse le Fils de Dieu lui-même qui, pour nous éviter de juger trop pénibles nos misères, a choisi d'en supporter de bien plus pénibles encore[54]. »

« La volonté humaine du Fils de Dieu adhère à la volonté du Père : pour nous sauver, Jésus accepte de porter nos péchés dans son corps, en *"devenant obéissant jusqu'à la mort"* (Ph 2, 8)[55]. »

*« Celui qui n'avait pas connu le péché, il l'a fait péché pour nous, afin qu'en lui nous devenions justice de Dieu »* (2 Co 5, 21).

Après l'agonie de Jésus à Gethsémani s'établit un lien très fort entre l'angoisse et la paix, deux fruits de l'amour. L'angoisse, la croix, nous conduit à la mort à nous-même. Dès lors, elle devient une ouverture à

52. Michel-Marie PHILIPPON, *Conchita, journal spirituel d'une mère de famille*, Éd. de l'Emmanuel, Paris, 2003, p. 225.
53. URS VON BALTHASAR, *op. cit.*, p. 73.
54. Thomas DE CELANO, *Vie de saint François d'Assise*, Éditions franciscaines, 1968, p. 29.
55. *Catéchisme de l'Église Catholique*, abrégé, question 121.

la volonté divine, avec l'angoisse de la purification, et nous conduit à la participation au mystère de la Rédemption, avec l'angoisse de compassion et aussi l'angoisse du témoignage. L'angoisse nous conduit donc à une dimension nouvelle de l'amour. Il n'y a pas de plus grand amour que de donner sa vie pour ceux qu'on aime. *« À ceci nous avons connu l'Amour : celui-là a donné sa vie pour nous. Et nous devons, nous aussi, donner notre vie pour nos frères*[56]. »

> L'angoisse pose donc la question de l'abandon à la volonté divine : répondre vraiment au souhait que la volonté du Seigneur se fasse en nous, celle d'une mort à nous-mêmes. Renoncer à se définir soi-même, par soi-même, pour soi-même. Le renoncement à la volonté propre.

Dans la vie spirituelle, elle est le signal que Dieu nous prend, nous touche. L'angoisse est toujours un signal, et le mot-clef pour vivre l'angoisse est le total abandon. « François [d'Assise] était prêt à toutes les angoisses de l'âme, à tous les supplices du corps, pourvu qu'il lui fût enfin promis de voir se réaliser en lui la miséricordieuse volonté de notre Père des cieux[57]. »

« Selon la tradition orthodoxe, l'homme qui choisit de suivre le Christ passe nécessairement par de nombreuses

56. 1 Jn 3, 16.
57. Thomas DE CELANO, *op. cit.*, p. 102.

> épreuves et par le creuset de l'angoisse, afin d'y être purifié et de recouvrer son ancienne beauté. L'angoisse est, pour ces Pères de l'Église, un signe positif, qu'il convient, dès lors, non seulement de ne pas culpabiliser, mais d'accepter, d'assumer… L'angoisse est une nécessité indispensable à ce que les Pères, après le Christ, ont nommé la seconde naissance[58]. »

On comprend bien que « mourir à soi-même » n'a rien à voir avec « se donner la mort ». On sait que les troubles anxieux (anxiété généralisée, attaque de panique) sont des facteurs à retenir dans le passage à l'acte suicidaire.

Les idées suicidaires sont autant de clignotants qui s'allument pour dire à la personne qu'elle est en grand danger, qu'elle ne peut absolument pas continuer comme cela, qu'il y a urgence, à parler, à s'arrêter sur ce qui se vit et se passe, à s'ouvrir et non se refermer, à faire signe, à consulter. Au lieu de mettre à mort ce qui nous entraîne vers le bas, nous empêche de vivre, nous empêche de respirer pleinement, nous attentons à notre vie elle-même. Au lieu de « petites morts », celle de notre (ou nos) système(s) de fonctionnement qui nous ont amenés là et que nous devions remettre radicalement en question en nous en séparant, le suicidant décide de mettre un terme à sa vie. Pour en terminer avec la souffrance, plus encore que mourir.

58. Michel Laroche, *La seconde naissance*, Nouvelle Cité, Perpignan, 1986, p. 14.

Sur le plan spirituel, l'angoisse apparaît dès lors comme le révélateur des résistances et des blocages à l'invitation de Dieu à aller plus loin. Michel Laroche rapporte qu'un Père du désert répondit à son fils spirituel qui lui disait avoir des pensées de suicide : « C'est que tu n'assumes pas ton angoisse[59]. »

59. Michel LAROCHE, *op. cit.*, p. 16.

# VIII

# À CHAQUE JOUR SUFFIT SA PEINE

J'ai fait mienne cette phrase de Matthieu (6, 34) et l'ai inscrite en écran de veille de mon ordinateur, pour rester dans cet état d'esprit. Y compris et surtout dans les difficultés. Je l'ai retrouvée chez Etty Hillesum[60]. Déportée à Auschwitz, elle écrivait : « À chaque jour suffit sa peine. Il faut faire ce que l'on a à faire, et pour le reste, se garder de se laisser contaminer par les mille petites angoisses qui sont autant de motions de défiance vis-à-vis de Dieu. » Quelle grâce quand on sait le contexte et qu'elle mourra quelques semaines plus tard.

Saint Padre Pio soulignait avec vigueur l'importance de vivre le moment présent, se fixer sur l'aujourd'hui de

60. Etty Hillesum, *Une vie bouleversée*, coll. Points, Seuil, Paris, p. 227.

Dieu : « La volonté de Dieu n'a pas à être recherchée ailleurs qu'aujourd'hui », conseillait-il à un fils spirituel ; « Ne te soucie pas du lendemain, pense seulement à faire le bien aujourd'hui, car quand demain sera là, il s'appellera tout simplement l'aujourd'hui, et alors tu y penseras »... « Notre vie n'est pas dans le passé, que l'on doit abandonner à la miséricorde divine ; elle est dans le présent, confié à l'Amour de Dieu, et elle se tourne vers l'avenir qui est offert à sa providence[61]. »

Il est vrai que le prophète Isaïe nous invitait, il y a déjà fort longtemps, à cette démarche de confiance : *« Confiez-vous dans le Seigneur à jamais ! Car le Seigneur est un rocher éternellement »* (Is 26, 4).

Être totalement engagé dans le présent, enraciné dans la confiance. La devise du père Brottier qui a tant fait pour les Orphelins Apprentis d'Auteuil était : « En confiance. »

Mais ceci n'est pas donné une fois pour toutes, et il est nécessaire de poser chaque fois un acte de foi : savoir que le Seigneur nous accompagne, à chaque instant de notre vie, et que par ailleurs, quels que soient notre appel, vie civile, professionnelle ou religieuse, il nous a donné tout ce dont nous avons besoin pour l'exercer. On sait ce que le Seigneur disait à l'apôtre Paul : *« Ma grâce te suffit : car la puissance se déploie dans la faiblesse »* (2 Co 12, 9).

61. Saint Pio de Pietrelcina, *Conseils et pensées*, Ep, III, 684, Edizioni Publicolor, Pescara.

Dans l'épreuve, nous sommes invités à parcourir le même chemin :

1. Confrontation première entre notre propre volonté et l'invitation divine.
2. Acceptation, liberté de l'homme, souhait et non résignation au dessein de Dieu sur notre vie.
3. Confirmation de l'engagement qui débouche sur la transfiguration, la métamorphose qui devrait faire de nous des chrétiens debout, éveillés.

> Chacun est invité à ce face-à-face avec le Seigneur, qu'il devienne une présence, dans une rencontre singulière en ce que nous avons de plus profond, de plus intime, dans une expérience radicale et personnelle : « *Non pas comme je veux, mais comme tu veux* » (Mt 26, 39). Chacun est invité à recourir au Christ dans l'épreuve.

Padre Pio écrivait :

« Ô mon Jésus ! Comment pourrions-nous attendre de vous le secours, en vous voyant ainsi épuisé et abattu ! Oui, je comprends. C'est pour nous communiquer votre courage que vous êtes ainsi accablé. C'est pour nous apprendre que c'est en vous seul que nous devons placer notre confiance dans les combats de la vie, même lorsque le Ciel nous semble fermé[62]. »

62. PADRE PIO, *L'agonie de Jésus à Gethsémani, Heure sainte*, Téqui, Bonchamp-Lès-Laval, 2000.

Le chemin de la croix est trop rude et nous paraît inaccessible. En réalité, notre quotidien est fait de multiples petites morts à soi-même. L'angoisse de la perte de ce dont je suis appelé à me détacher : avoirs, pouvoirs, paraîtres, apparences… Tout remettre et se remettre soi-même.

J'ai été très directement invité à le faire en recevant, au cours d'un rassemblement à Paray-le-Monial, la phrase de la première épître de saint Pierre : *« De toute votre inquiétude, déchargez-vous sur lui, car il a soin de vous »* (1 P 5, 7). C'était également la même invitation que formulait saint François d'Assise quand il envoyait un frère en mission : « Abandonne au Seigneur tout souci, et il prendra soin de toi[63]. »

Encore faut-il laisser tomber nos sécurités propres pour être en sûreté. « La souveraineté de Dieu est l'unique abri sûr lorsque nous sommes assaillis par les vents de la peur, du doute et de l'inquiétude[64]. » Car la foi consiste en une ferme assurance de la présence du Seigneur quoi qu'il arrive.

Sainte Thérèse de l'Enfant-Jésus et de la Sainte-Face, docteur de l'enfance spirituelle, nous enseigne elle aussi la voie de l'abandon et de la confiance. La Sainte Face était pour Thérèse « son royaume d'amour, sa riante

---

63. Théophile Desbonnets, *Sur les pas de saint François*, Éd. franciscaines, p. 126.
64. Elyse Fitzpatrick, *Surmonter ses angoisses*, Farel, Pontault-Combault, 2003, p. 126.

prairie[65] ». Nous ne pouvons oublier la fameuse phrase : « C'est la confiance et rien que la confiance qui doit nous conduire à l'Amour[66]. »

Nous pouvons reprendre cette quête :

*« C'est ta Face, Seigneur, que je cherche »* (Ps 27, 8), et recevoir la bénédiction du Seigneur : *« Que le Seigneur te découvre sa face et t'apporte la paix »* (Nb 6, 26).

Le chemin est tracé et il nous faut le suivre. Permettons-nous un petit moyen mnémotechnique qui résumera l'attitude spirituelle dans l'angoisse : F.A.C.E peut être l'acronyme de Foi, Abandon, Confiance, Espérance.

Cette paix, nous la connaissons à la mesure où nous plaçons notre confiance en Dieu et non pas en nous-mêmes. *« Je vous laisse ma paix ; c'est ma paix que je vous donne ; je ne vous la donne pas comme le monde la donne. Que votre cœur ne se trouble ni ne s'effraie »* (Jn 14, 27).

L'assurance des apôtres après la Pentecôte est tout à fait remarquable. Habités par la peur au Cénacle où ils se sont enfermés, nous les voyons ensuite témoigner avec pleine assurance, et l'apôtre Paul parle de sa *« ferme assurance en la foi au Christ Jésus »* (1 Tm 3, 13).

C'est dans sa foi que le chrétien trouve sa pleine assurance, et non pas dans la confiance en lui-même.

Peut-être avons-nous construit des greniers pour nous croire en sécurité, alors que cette nuit même, on

65. Sainte Thérèse de l'Enfant-Jésus et de la Sainte-Face, PN 20.
66. Sainte Thérèse de l'Enfant-Jésus et de la Sainte-Face, LT 197.

peut redemander notre âme. Dieu pilote notre avion, laissons-lui les commandes. Non pas un « Dieu lointain, bien trop occupé pour s'intéresser à moi et qui a tellement de choses à faire », mais un Dieu présent aujourd'hui dans notre vie. Seule une relation avec Dieu vivant peut nous transformer. Dieu Trinitaire, Père, Fils et Saint-Esprit. « Penser à Dieu, disait le père Brottier, c'est ne l'éloigner d'aucun détail de votre vie. » Rappelons que la racine des mots « confiance » et « fiançailles » est identique. Le chrétien est fiancé à Dieu (le prophète Osée nous l'a déjà dit), son âme sera son épouse. La confiance en Dieu ne se développe que si nous devenons des familiers, le fréquentant de plus en plus. « La foi est une confiance toute simple en Dieu, un élan de confiance indispensable, sans cesse repris au cours de la vie[67]. » Le Seigneur nous invite à placer toute notre confiance en lui. « Notre inquiétude révèle un problème plus profond : notre manque de foi et notre incrédulité. Elle plonge ses racines dans le doute quant à la personne de Dieu, elle remet en question sa sollicitude et sa providence paternelle... Quand nous nous inquiétons, nous plaçons fièrement notre confiance dans nos propres forces et notre propre puissance[68]. » Et nous oublions que Dieu est notre Père.

Quand nous sommes confrontés à des événements qui paraissent nous dépasser, voire tragiques, Dieu nous

---

67. Fr. Roger DE TAIZÉ, Lettre de décembre 2004 pour la rencontre européenne des jeunes, Lisbonne.
68. Elyse FITZPATRICK, *op. cit.*, p. 113-114.

donne la force de les traverser, non pas à la force de notre poignet, mais en invitant le Seigneur dans notre barque. Sinon, nous risquons de ressembler à un bateau dont la cargaison est mal arrimée et le gouvernail perdu.

Sainte Thérèse de l'Enfant-Jésus et de la Sainte-Face disait : « J'ai une si grande confiance en lui qu'il ne pourra pas m'abandonner. Je remets tout entre ses mains » (LT 32, 25-28) et elle ajoutait dans un autre texte : « Ce qui offense Jésus, ce qui le blesse au cœur, c'est le manque de confiance » (LT 92, 64).

Le pape François écrit dans l'exhortation apostolique : « C'est la confiance » :

> « La confiance que Thérèse promeut ne doit pas être comprise seulement par rapport à la sanctification et au salut personnels. Elle a un sens intégral qui embrasse la totalité de l'existence concrète et s'applique à toute notre vie où nous sommes souvent envahis par les peurs, par le désir de sécurité humaine, par le besoin de tout contrôler. C'est là qu'apparaît l'invitation à un saint "abandon". »

Et il poursuit :

> « La pleine confiance, qui devient abandon dans l'Amour, nous libère des calculs obsessionnels, de l'inquiétude constante pour l'avenir, des peurs qui enlèvent la paix. Dans ses derniers jours, Thérèse insistait sur ce point : "Nous qui courons dans la voie de l'Amour, je trouve que nous ne devons pas penser à ce qui peut nous arriver de douloureux dans l'avenir, car alors c'est manquer de confiance". Si nous sommes entre les mains d'un Père

qui nous aime sans limites, cela sera vrai en toutes circonstances, nous nous en sortirons quoi qu'il arrive, et, d'une manière ou d'une autre, son plan d'amour et de plénitude se réalisera dans notre vie[69]. »

Saint Jean de la Croix, cité par Thérèse de Lisieux, écrivait : « On n'a jamais trop de confiance dans le Seigneur : on obtient de lui tout autant qu'on espère. »

69. Pape François. Exhortation apostolique « C'est la confiance », oct 2023, n° 23-24.

# IX

# AFFRONTER LA PEUR AU NIVEAU SPIRITUEL

Comment affronter la peur au niveau spirituel ? Deux scènes de l'Évangile vont nous permettre de répondre à cette question : la tempête apaisée et Pierre marchant sur les eaux.

## La tempête apaisée

Le récit de la tempête apaisée est bien connu. Il figure dans trois des quatre évangiles : Marc (4, 35-41), Matthieu (Mt 8, 18-27) et Luc (8, 22-25).

Après une journée d'enseignements en paraboles, Jésus monte dans une barque et demande à ses apôtres de passer sur l'autre rive. Nous sommes le soir, la nuit n'est plus très loin. Fatigué, Jésus s'endort à l'arrière de la barque. Ils rament depuis sept heures et s'épuisent.

Une grande tempête se lève soudain, puissante. Les disciples sont au milieu de la mer, synonyme pour la Bible d'angoisse, de peur, de mal qui se déchaîne, le shéol. Les vagues viennent se jeter dans la barque qui se remplit. Très inquiets, épuisés, avec l'impression d'être abandonnés, les apôtres réveillent Jésus en criant : *« Maître, tu ne te soucies pas de ce que nous périssions ? »* Réveillé, il ordonne à la mer de se calmer : *« Silence, tais-toi ! »* Le vent tombe, et il se fait un grand calme. Jésus leur dit : *« Pourquoi avez-vous peur ainsi ? N'avez-vous pas encore de foi*[70] *? »* J'ai moi-même connu un fort coup de vent sur le lac de Tibériade, je peux vous dire que c'est brutal, intense, puissant, et j'ai très bien compris la peur des apôtres. Une tempête sur le lac, c'est très dangereux.

Que retenir de ce passage pour aujourd'hui ? *« Passons sur l'autre rive »* (Mc 4, 35), c'est évidemment la traversée de la vie, une invitation à un mouvement. Tout changement, quel qu'il soit, peut réserver des surprises : nous quittons ce qui est connu pour aller vers l'inconnu, avec le risque que surgissent les difficultés, que les tempêtes se lèvent, affectives, familiales, sociales, professionnelles. La tranquillité de la vie, et soudain la tempête.

Que faire et à qui nous raccrocher alors ? Évidemment, faire ce qui est en notre pouvoir et ne pas rester les bras

70. Mc 4, 38-40. Cf. Mt 8, 25-26, Lc 8, 24-25.

croisés. Saint Ignace dit : « Il faut tout faire comme si tout dépendait de nous, en attendant tout de Dieu. » Jésus ne nous donne pas de recette magique pour éviter toutes les tempêtes de notre vie. Il n'a pas dit qu'il nous épargnerait toutes les difficultés. En revanche, il nous a promis la force pour les surmonter, si nous la lui demandons. La démarche des apôtres est signifiante : ils vont réveiller Jésus qui dort. Ce qui veut dire que Jésus est toujours dans notre barque, il est là, mais encore faut-il se tourner vers lui, et rester en lien par la foi, la prière, la vie sacramentelle.

Et nous-mêmes : allons-nous le réveiller, et voulons-nous le faire ? Il nous l'a dit : « Je serai tous les jours avec vous » (cf. Mt 28, 20). Mais il est vrai que le temps de Dieu n'est pas le nôtre, et saint François de Sales ajoutait que « l'heure de Dieu n'est jamais celle de nos impatiences ».

Nous aimerions, bien sûr, dans les moments de misère, de grandes difficultés, de sensation d'impuissance, que ce temps de Dieu soit le plus rapide possible ! L'attente nous plonge souvent dans l'épreuve.

L'antidote de la peur et de l'angoisse, c'est la confiance : Jésus nous appelle au long des évangiles à marcher dans la confiance, en laquelle nous allons trouver notre force. Il invite à cette démarche le paralytique : *« Aie confiance, mon enfant, tes péchés sont remis »* (Mt 9, 2), l'hémorroïsse : *« Aie confiance, ma fille, ta foi t'a sauvée »* (Mt 9, 22), Jaïre, *« Sois sans crainte, aie seulement la foi »* (Mc 5, 36). Notons d'ailleurs que confiance et foi ont la même racine étymologique, et que de la foi émane la confiance.

**La confiance en Dieu est le seul moyen pour traverser les tempêtes de la vie, et c'est une traversée radicale.**

Cette invitation à aller au-delà de la peur et de la crainte parcourt tous les évangiles, et jusqu'après la Résurrection. « *Ne craignez pas* » dit l'ange vêtu de blanc aux femmes venues au tombeau avant de les envoyer missionnaires auprès des frères (Mc 16, 6 et Mt 28, 10). Remarquons qu'avant l'adjonction plus tardive de l'appendice de l'évangile de Marc, le texte se terminait par ces mots : « *Car elles avaient peur* » (Mc 16, 8b).

Le Seigneur nous permet de restaurer avec lui une juste confiance en soi. Non point trop, ce qui ouvrirait la porte à la mégalomanie et au fantasme de toute-puissance, mais pas non plus trop faible, ce qui nous laisserait toujours sous l'emprise de la peur et la croyance de l'impuissance. Non pas par nous-mêmes et la croyance que nos forces suffiront, mais surtout par la certitude de sa présence et par la grâce. Par grâce, avec et en lui.

Le message de cette page d'Évangile, nous appelle à un mouvement de confiance, la confiance en Dieu. Et de fait, Jésus reproche aux apôtres leur manque de foi en lui, en sa présence, en sa protection, et ce, quelle que soit la gravité des dangers. Mais les apôtres avaient-ils pleinement conscience de l'identité divine de Jésus alors qu'il dormait dans la barque ?

> Et nous-mêmes ? Quelles sont nos peurs ? Peur de l'inconnu ? Peur de ne plus savoir ? Ne plus avoir ? Peur du changement, même si celui-ci pourrait être tout bénéfice ?

Nous avons à nous lever et à retrousser nos manches. Jésus est dans notre barque. Pour avancer, nous disposons de rames – il s'agit de nos efforts personnels – et des voiles, la confiance en Dieu, la certitude qu'il ne nous laisse pas seuls et que l'Esprit Saint souffle. La confiance en Dieu est le seul moyen de traverser les tempêtes de la vie, et c'est une traversée radicale.

Une patiente me disait un jour : « Ce n'est pas que je ne voulais pas changer, c'est qu'on s'accroche, on ne laisse pas, on ne lâche pas, on a peur. » La peur qui inhibe et paralyse.

## Pierre marchant sur les eaux

Nous avons un ennemi : le doute.

L'épisode de Pierre marchant sur les eaux est rapporté par Matthieu (14, 22-33) Marc, (6, 45-52) et Jean (6, 16-21) et se passe encore sur le lac. Il révèle l'importance du doute.

Après avoir nourri cinq mille hommes avec cinq pains et deux poissons, Jésus a contraint ses disciples à rejoindre en barque l'autre côté du lac pendant que lui-même congédierait la foule. Il ne monte pas dans la barque avec eux ; il va prier seul, à l'écart dans la montagne. Puis, les voyant fatigués, nous dit saint Marc, *« car le vent leur était contraire »* (v. 48), il va vers eux, marchant sur la mer, à la quatrième veille, c'est-à-dire environ entre 3 heures et 6 heures du matin. Il faut se rendre compte du terrible effort des disciples durant toutes ces heures. Quand les disciples le voient, ils poussent des cris et disent : *« C'est un fantôme ! »* Et Jésus leur parle aussitôt : *« Ayez confiance, c'est moi, soyez sans crainte. »* Et Pierre de lui dire : *« Seigneur, si c'est bien toi, donne-moi l'ordre de venir à toi sur les eaux. »* *« Viens »*, ordonne Jésus. Pierre sort de la barque, et marche sur les eaux, mais voyant la force du vent, il a peur, et comme il commence à enfoncer, il s'écrie : *« Seigneur, sauve-moi ! »* Aussitôt Jésus étend la main, le saisit, et lui dit : *« Homme de peu de foi, pourquoi as-tu douté ? »* Ils montent dans la barque, et le vent cesse. Alors les disciples disent à Jésus : *« Vraiment, tu es le Fils de Dieu*[71]*. »* Après la traversée, ils abordent à Gennésareth.

**Le doute génère le manque de confiance en Dieu.**

*« Confiance c'est moi ; n'ayez pas peur ! »* La réaction de Pierre de répondre à l'invitation de Jésus de venir le rejoindre sur les eaux est très belle et courageuse. Pierre est un marin, un

71. Mt 14, 26-33.

pêcheur, il sait qu'on ne marche pas sur un lac : on y navigue, on y pêche, on y nage, éventuellement on y coule et on s'y noie. Mais, pris par le doute devant la force du vent, il commence à sombrer. D'où son appel au secours à Jésus qui le saisit et le questionne : *« Homme de peu de foi, pourquoi as-tu douté ? »*

Aussi longtemps qu'il regarde Jésus, il peut marcher sur l'eau, mais Pierre est face à un choix. Que suivre ? Le besoin d'être totalement rassuré alors qu'il prend conscience de la dangerosité de la situation devant la force du vent, ou la foi absolue en la parole du Fils de Dieu ? Suite à cet épisode, l'identité de Jésus est proclamée par les apôtres : *« Vraiment, tu es Fils de Dieu ! »*

Le doute, voilà bien le problème. Le doute génère le manque de confiance en Dieu. L'Ennemi s'efforce de bien des manières de détourner nos regards du Christ et de les porter avant tout sur les difficultés pour que nous nous enfoncions. Que va-t-il se passer dans ma vie ?

Il nous faut reprendre la demande des apôtres : *« Seigneur, augmente en nous la foi »* (Lc 17, 5). Car nous ne sommes pas des surdoués en matière de foi :

> « Notre Dieu, notre foi est une feuille de platane, qui flotte au vent, une flamme de bougie, qui tremblote, un filet de voix, qui cherche son timbre. Nous ne disons pas que notre foi est par terre, ni qu'elle est éteinte, ni qu'elle est muette. Mais voici, notre foi est menue et mal assurée. Nous ne sommes pas des surdoués en la matière[72]. »

---

72. Pasteur André Dumas. *Cent prières possibles*, coll. Espaces libres, Albin Michel, Paris, p. 76.

Et puis il ne faut pas oublier l'Esprit Saint qui vient à notre secours :

> « L'Esprit Saint est d'une simplicité extrême. Il répond tout de suite à l'appel de l'homme pour peu que celui-ci l'invoque d'un cœur sincère, plein de foi et de simplicité. Il suffit que nous l'invitions simplement à venir – comme on le ferait avec un enfant simple et innocent – pour qu'il écoute et qu'il réponde[73]. »

Dieu donne à chacun la force de sa vocation, celle de son appel. « Il n'est pas seulement invraisemblable, il est intérieurement impossible que Dieu conduise un homme de l'angoisse du péché à l'angoisse de la Croix sans lui avoir fait goûter pleinement la splendeur de la joie chrétienne », écrit Urs von Balthasar[74] qui poursuit plus loin : « Toujours la “consolation” de la foi précède la “désolation” qui la suit, parce que cette dernière, en tant qu'épreuve chrétienne, ne pourrait être ressentie autrement que comme privation d'une lumière spirituelle. » Et lorsque, au cœur de l'épreuve, nous nous sentirions en difficulté jusqu'à en défaillir, nous pouvons nous souvenir de ce que Mère Teresa disait à ses sœurs en leur montrant les cinq doigts de la main : « Je l'ai fait pour toi. »

---

73. Père Matta El Maskîne. *Conseils pour la prière.* Parole et silence, Sion (Suisse), 2019, p. 41.
74. Urs von Balthasar, *op. cit.*, p. 103-104.

« Dieu ne donne à aucun croyant la participation (mystique ou même ordinaire) à l'angoisse de son Fils sur la Croix sans lui avoir donné auparavant toute la force de la mission et de la joie chrétiennes, et toute la lumière de la foi, de l'espérance et de la charité, donc sans lui avoir ôté l'angoisse du péché[75]. »

> « En somme, donc, l'être humain reconnaît sa finitude et son péché, et Dieu en retour l'incite à ne pas craindre, pour entrer en communion avec lui et l'associer à son projet en l'envoyant en mission. La connaissance ou la reconnaissance de Dieu devrait permettre de dépasser la peur, comme on le voit dans l'épisode où Jésus rejoint ses disciples en marchant sur les eaux et qu'ils le prennent pour un fantôme : *"courage, c'est moi : n'ayez pas peur"* (Mc 6, 50)[76]. »

> Parler de la guérison prend alors un tout autre sens. Tout d'abord, Dieu n'accorde la guérison qu'à ceux qui la lui demandent, car il a créé l'homme libre, et dans tous les cas, il respecte sa volonté et ne saurait agir contre elle. Mais encore faut-il que notre disposition d'ouverture du cœur nous permette non seulement de demander cette grâce, mais aussi de la recevoir.

75. URS VON BALTHASAR, *op. cit.*, p. 110.
76. Jérôme MOREAU, « La peur », *Communio*, septembre 2023, p. 32.
77. Jean-Claude LARCHET, *Thérapeutique des maladies mentales*, Cerf, Paris, 1992, p. 87.

Dans le récit de la grâce de Noël (manuscrit A), Thérèse précise : « En un instant, l'ouvrage que je n'avais pu faire en dix ans, Jésus le fit, se contentant de ma *bonne volonté* qui jamais ne me fit défaut. » L'italique qu'elle utilise souligne bien quelle était sa disposition : l'ouverture du cœur, même si le résultat n'était pas encore à la hauteur de ce qu'elle espérait.

Il faut aussi ajouter que la guérison n'est pas un état, mais un chemin. Guérir, c'est se mettre en route. On ne s'installe pas dans la guérison, c'est un quotidien que l'on bâtit dans les bras de Dieu. Il faut alors se débarrasser d'une illusion, qui est en fait une erreur – et nous l'avons saisi à la lumière de la foi chrétienne – celle de croire que la vie terrestre se passera sans combat et que la guérison intérieure, dont on parle tant aujourd'hui, veut dire bonheur absolu dans la béatitude de la disparition de toute souffrance. Guérir, c'est être en harmonie avec son appel, et le Christ nous le montre à Gethsémani : il n'y a pas de plus grand amour que de donner sa vie pour ceux qu'on aime. Cette ouverture peut être à l'origine de nouvelles angoisses, issues de la solidarité catholique. Faire de nos angoisses un lieu de participation à l'agonie de Jésus, certains nous en ont témoigné avec force (saint Padre Pio, Marthe Robin).

Il nous faut encore dire un mot de quelques associés de l'angoisse et particulièrement du trio traditionnel : la culpabilité, la honte et la dévalorisation ou le mépris de soi-même. Ils forment le lot quotidien de ce que nous disent les patients. Le sentiment de culpabilité est diffus, difficile à cerner et il s'étend souvent en tache d'huile. Chacun de nous le connaît, mais il est très développé chez l'anxieux, toujours pris en défaut sous les feux de son propre jugement (issu du Surmoi, instance d'autocensure) ou de ce qu'il pense être le jugement d'autrui, qui ne peut être, à l'évidence pour l'anxieux, que négatif, péjoratif. Il est habité par un sentiment de honte et d'indignité. L'anxieux se sent coupable d'avoir rompu – ou mis en difficulté – la relation, la communion ; coupable de ne pas être à la hauteur, de se décevoir et de décevoir autrui. Il éprouve une culpabilité anxieuse devant ses défaillances par rapport à son idéal, à l'image de soi, à notre regard et à celui d'autrui ou supposé tel. « Je n'arrive pas à accepter ce que je suis aux yeux des autres », me disait une patiente dépressive et angoissée, mais son regard sur elle-même était autant et d'abord un regard de dévalorisation. Ce que nous prêtons au regard d'autrui correspond à ce que nous pensons de nous-mêmes. Une autre me dira encore qu'elle était « un être nuisible, capable seulement de faire du mal aux autres ».

**Ce que nous prêtons au regard d'autrui correspond à ce que nous pensons de nous-mêmes.**

Un tel jugement alimente le mépris de soi-même et la dévalorisation, tout aussi répandus. Le piège est de tomber dans le découragement et le désespoir devant le constat que nous n'avons pas pu réaliser ce que notre idéal nous avait tracé. « Le désespoir fait la plus grande joie du Démon », disait saint Séraphim de Sarov.

Dès lors, comment vivre en paix ? En acceptant de nous voir avec le regard de Dieu : « *Car tu comptes beaucoup à mes yeux, tu as du prix et je t'aime* » (Is 43, 4). « *Alors Jésus fixa sur lui son regard et il l'aima* » (Mc 10, 21). « *Merveille que je suis, merveille que tes œuvres* », nous dit le Psaume 139, 14. Il faut arrêter de nous juger nous-mêmes, non pas pour nous trouver justes à nos yeux (qui peut avoir cet orgueil et cette outrecuidance ?) mais pour laisser le Seigneur venir habiter notre pauvreté et nous rejoindre.

**Pour la première fois de ma vie, je réalisais que, pour quelqu'un, j'étais une merveille.**

Comment pourrions-nous dévaloriser l'œuvre de Dieu, la création, et sa créature pour laquelle il a payé le prix fort du rachat ? Comment se reconnaître aimé de Dieu si nous campons dans la dévalorisation et le mépris de nous-mêmes ? Comment ne pas évoquer ici ce que nous rappelait la phrase du pape Benoît XVI, que nous avons mise en exergue de ce livre : « Chacun de nous est le fruit d'une pensée de Dieu. Chacun de nous est voulu, chacun est aimé, chacun est nécessaire » (Homélie de la messe inaugurale de son pontificat).

Myriam m'a adressé son témoignage. Il est éloquent :

> « Ma vie a commencé à changer lors d'un séminaire sur le pardon. J'ai entendu dire par l'intervenant, qui ouvrait ses mains face au public, que d'une main nous étions pécheurs et de l'autre, une merveille de Dieu. Pour la première fois de ma vie, je réalisais que, pour quelqu'un,

j'étais une merveille, moi qui n'étais jamais à la hauteur, nulle, me dévalorisant totalement. J'avais le sentiment de ne jamais correspondre à ce que l'on attendait de moi, d'être toujours sur la défensive par peur du jugement et du regard des autres. Cela a entraîné, durant mon enfance, une grande angoisse, ayant pour conséquence des maladies psychosomatiques importantes et une scolarité très irrégulière. Adulte, je ne supportais pas de me trouver au milieu de gens inconnus et de prendre la parole, je préférais me taire pour ne pas être jugée. Être merveille de Dieu a été le facteur déclenchant de ma guérison.
Être aimée telle que je suis, avec mes manques, mes fragilités, et surtout m'accepter telle que je suis, puisque le Seigneur m'aime ainsi. À partir de cette prise de conscience, mes peurs, mes angoisses de toutes sortes ont été et sont vécues très différemment. Maintenant, je pose un acte de foi dans une situation d'angoisse en disant au Seigneur : avec toi, tout est possible. Certes, ce n'est pas acquis une fois pour toutes. Affronter l'épreuve et l'angoisse dans la confiance et l'amour de Dieu, tout est possible puisque je ne suis pas seule et que surtout je suis une merveille du Seigneur. »

# X

# SOUS LE MANTEAU DE MARIE

Au seuil de responsabilités nouvelles, j'ai traversé une période de turbulences, d'inquiétude et d'angoisse. Cela signifiait pour moi un surcroît de travail et la confrontation à des charges supplémentaires inhabituelles. En pèlerinage à Fatima, lors de la béatification des petits bergers, cette angoisse restait très présente. J'ai demandé à la Vierge de ne pas me laisser repartir ainsi. Ma demande fut exaucée et je connus la paix peu après, avant même mon retour en France : la grâce de Fatima.

Je peux témoigner du nombre de patients qui ont reçu la même grâce lors d'un pèlerinage dans un sanctuaire marial et qui ont tenu à me le dire. On connaît la phrase du cinéaste Marcel Carné : « Le vrai miracle de Lourdes, ce n'est pas la jambe qui repousse, c'est un cœur qui change. Et ce miracle-là est quotidien. »

Pour que ce miracle soit quotidien, encore nous faut-il croire que le Seigneur nous accompagne à chaque instant de notre vie, et que par ailleurs, quel que soit notre appel, vie civile, professionnelle ou religieuse, il nous a donné tout ce dont nous avons besoin pour l'exercer.

Commentant l'évangile des noces de Cana, le pape François nous invite à aller à Marie lorsque nous sommes dans l'angoisse.

> « Lorsque nous sommes dans des situations difficiles, quand surgissent des problèmes que nous ne savons pas comment résoudre, lorsque nous sentons si souvent de l'anxiété et de l'angoisse, lorsque la joie manque, allons à Marie et disons : "Nous n'avons plus de vin. Le vin est fini : regarde comment je suis, regarde mon cœur, regarde mon âme." Et elle ira voir Jésus pour lui dire : "Regarde celui-là, regarde celle-là." Et puis, elle reviendra vers nous et elle nous dira : "Tout ce qu'il vous dira faites-le..." Jésus nous surprend toujours. Parlons à la Mère pour qu'elle parle à son Fils, et il nous surprendra[78]. »

Jean-Paul II disait souvent à ses invités de marque, en leur offrant un chapelet, de le garder sur soi, en quelque circonstance que ce soit, et de le tenir dans sa main ou dans sa poche, et qu'alors une petite conversation privée s'instaurera, qui délivrera de toute angoisse : « Ne quittez jamais, dit-il, la main de Jésus, ne lâchez pas

78. Angelus du 20 janvier 2019.

sa croix, gardez-la dans votre main, dans votre poche, rien ne pourra alors vous arriver[79]. »

La sainteté de Marie ne l'empêche pas d'être en proie à la crainte. Elle est troublée au moment de l'Annonciation et l'ange la rassure (« *Sois sans crainte, Marie* »). Néanmoins, elle témoigne d'une entière confiance en Dieu et d'un total abandon formulé dans le *Fiat* de l'Annonciation.

La foi de Marie a été mise à l'épreuve à plusieurs reprises, notamment lors de la disparition de Jésus retrouvé au Temple, quand il avait douze ans. Elle-même et Joseph, angoissés, s'étaient entendu répondre : « *Ne saviez-vous pas que je dois être dans la maison de mon Père ?* » (Lc 2, 49). L'angoisse est explicitement notée. Et quelle fut l'angoisse de Marie au calvaire ? On peut supposer que l'épreuve fut terrible.

L'amour de Marie est une des composantes essentielles de la spiritualité de saint Padre Pio. On a parlé de lui comme d'un « rosaire vivant ».

Sa dévotion envers elle était immense : « Efforçons-nous, comme tant d'âmes élues, de toujours suivre cette mère bénie, disait-t-il, de marcher toujours auprès d'elle, car il n'y a pas d'autre voie qui conduise à la Vie sinon celle où a marché notre mère. » Il conseillait en permanence à ses fils spirituels d'aimer Marie : il appelait le chapelet « son arme », « son épée », pour obtenir les

79. Alain Vircondet, *Jean-Paul II*, Flammarion, Paris, 2004, p. 89 et 119.

grâces de Dieu à travers la médiation de Marie et pour l'aider à vaincre les attaques du Démon.

À quelqu'un qui lui disait que le Rosaire était peut-être une prière passée de mode, il répondit : « Satan vise toujours à détruire cette prière, mais il n'y réussira jamais : c'est la prière de celle qui triomphe de tout et sur tout le monde. » Le conseil était ferme : « Priez toujours le rosaire », et : « Que la Sainte Vierge règne en vos cœurs et les guide. »

À la fin de sa vie, deux jours avant sa mort, quelqu'un lui demanda : « Père, que nous dites-vous ? » Le père répondit : « Aimez la Vierge, faites-la aimer. Récitez le Rosaire, et récitez-le toujours. Récitez-le autant que vous pouvez. »

L'attitude constante du peuple chrétien de se mettre sous la protection de la Vierge Marie a traversé les siècles. Une des plus anciennes prières connues (*Sub tuum praesidium*, « Sous l'abri de ta miséricorde », qui date du IVe siècle) invite le croyant à cette attitude dans l'épreuve et dans l'angoisse. Le pape Jean-Paul II – on sait ce que fut sa dévotion mariale – confiait sans cesse les malades à celle qui est *Salus infirmorum* (« Santé des malades ») et nous invitait ainsi : « Le regard tourné vers le Christ crucifié, en union spirituelle avec la Vierge Marie, poursuivons notre chemin, soutenus par la puissance de la Résurrection[80]. »

80. Jean-Paul II, Angélus du 19 septembre 2004.

On peut alors donner la parole à Paul Claudel[81] :

Il est midi. Je vois l'église ouverte. Il faut entrer.
Mère de Jésus-Christ, je ne viens pas prier.
Je n'ai rien à offrir et rien à demander.
Je viens seulement, Mère, pour vous regarder.
Vous regarder, pleurer de bonheur, savoir cela
Que je suis votre fils et que vous êtes là
Rien que pour un moment pendant que tout s'arrête.
Midi !
Être avec vous, Marie, en ce lieu où vous êtes.
Ne rien dire, regarder votre visage,
Laisser le cœur chanter dans son propre langage.
Ne rien dire, mais seulement chanter parce qu'on a le cœur trop plein,
Comme le merle qui suit son idée en ces espèces de couplets soudains.
Parce que vous êtes belle, parce que vous êtes immaculée,
La femme dans la Grâce enfin restituée,
La créature dans son honneur premier et dans son épanouissement final,
Telle qu'elle est sortie de Dieu au matin de sa splendeur originale.
Intacte ineffablement parce que vous êtes la Mère de Jésus-Christ,
Qui est la vérité entre vos bras, et la seule espérance et le seul fruit.
Parce que vous êtes la femme, l'Eden de l'ancienne tendresse oubliée,
Dont le regard trouve le cœur tout à coup et fait jaillir les larmes accumulées.

81. Paul Claudel. Poème « La Vierge à midi ».

Parce qu'il est midi, parce que nous sommes en ce jour d'aujourd'hui,
Parce que vous êtes là pour toujours,
Simplement parce que vous êtes Marie,
Simplement parce que vous existez,
Mère de Jésus-Christ, soyez remerciée !

# XI

# POUR SUIVRE SON CHEMIN… EN SÉCURITÉ ET CONFIANCE

*« Quand je crie, réponds-moi, Dieu de ma justice, dans l'angoisse, tu m'as mis au large : pitié pour moi, écoute ma prière »* (Ps 4, 2).

Le psalmiste connaissait l'angoisse et rendait grâce au Seigneur, secours dans la détresse. Il est bon de l'accompagner tout au long de ce psaume de confiance et de gratitude envers Dieu.

Il importe peu que les différentes traductions bibliques l'appellent « Prière du soir » (Bible de Jérusalem), « Action de grâce du soir » (AELF), ou « Sécurité dans la détresse » (Bible Segond). Seul le mouvement de l'âme compte, et le psalmiste montre le chemin :

> *« Beaucoup disent : Qui nous fera voir le bonheur ? Fais lever sur nous la lumière de ta face. »* (v. 7)

Et le psalmiste de rendre grâce :

*« En paix, tout aussitôt, je me couche et je dors c'est toi, Seigneur, qui m'établis à part, en sûreté. »* (v. 9)

Et saint Paul nous apprend à rejoindre la paix du psalmiste :

*« Frères, n'entretenez aucun souci ; mais en tout besoin recourez à l'oraison et à la prière, pénétrées d'action de grâces, pour présenter vos requêtes à Dieu. Alors la paix de Dieu, qui surpasse toute intelligence, prendra sous sa garde vos cœurs et vos pensées, dans le Christ Jésus. »* (Ph 4, 6-7)

# XII

# « JE N'AI PLUS PEUR »

Je ne peux terminer ce livre sur l'angoisse et la peur sans la magnifique prière d'Athénagoras, patriarche de l'Église de Constantinople de 1948 à 1972. Il rencontra le pape Paul VI à plusieurs reprises entre 1964 et 1968 et priait la nuit pour l'unité des chrétiens.

> « Il faut mener la guerre la plus dure contre soi-même. Il faut arriver à se désarmer. J'ai mené cette guerre pendant des années, elle a été terrible.
> Mais maintenant je suis désarmé.
> Je n'ai plus peur de rien, car l'amour chasse la peur.
> Je suis désarmé de la volonté d'avoir raison, de me justifier en disqualifiant les autres.
> Je ne suis plus sur mes gardes, jalousement crispé sur mes richesses.
> J'accueille et je partage. Je ne tiens pas particulièrement à mes idées, à mes projets.
> Si l'on m'en présente de meilleurs, ou plutôt non, pas meilleurs, mais bons, j'accepte sans regrets. J'ai renoncé au comparatif.

Ce qui est bon, vrai, réel, est toujours pour moi le meilleur. C'est pourquoi je n'ai plus peur. Quand on n'a plus rien, on n'a plus peur.
Si l'on se désarme, si l'on se dépossède, si l'on s'ouvre au Dieu-Homme qui fait toutes choses nouvelles, alors, lui, efface le mauvais passé et nous rend un temps neuf où tout est possible. »

# POUR APPROFONDIR LE SUJET


ANDRÉ (Christophe), *Psychologie de la peur*, Odile Jacob, Paris, 2004.

BORDEYNE (Philippe), *L'homme et son angoisse. La théologie morale de Gaudium et spes*, coll. Cogitatio fidei, Cerf, Paris, 2004.

BRACONNIER (Alain), *Petit ou grand anxieux*, Odile Jacob poches, Paris, 2004.

CHNEIWEISS (Laurent) et ALBERT (Éric). *L'anxiété*, Odile Jacob, coll. Santé au quotidien, Paris, 2003.

DE HENZEL (Marie). *L'aventure de vieillir*, Robert Laffont/Versilio, Paris, 2022.

GRAZIANI (Pierluigi), *Anxiété et troubles anxieux*, Nathan université, Paris, 2003.

GRÜN (Anselm), *Transforme ta peur*, Salvator, Paris, 2017.

FITZPATRICK (Élyse), *Surmonter ses angoisses*, Farel, Pontault-Combault, 2003.

Jean Claude (Christian), *Les ombres de l'angoisse*, De Boeck Supérieur, Louvain-La-Neuve (Belgique), 2005.

Kierkegaard (Sören), *Le concept de l'angoisse*, coll. Tel, Gallimard, Paris, 2003.

Laroche (Michel), *Seconde naissance*, Nouvelle Cité, Perpignan, 1986.

Padre Pio, *L'agonie de Jésus à Gethsémani, Heure sainte*, Téqui, Bonchamp-Lès-Laval, 2000.

Pape François. Exhortation apostolique « C'est la confiance », oct. 2023.

Pralong (Joël), *Angoisse, dépression et culpabilité. Un chemin d'espérance avec Thérèse de l'Enfant-Jésus*, EdB, Nouan-Le-Fuzelier, 2010.

Pralong (Joël), V*aincre ses peurs et oser l'avenir*, EdB, Nouan-Le-Fuzelier, 2014.

« La peur », Revue *Communio*, Septembre-Octobre 2023, n° 289.

Urs von Balthasar (Hans), *Le chrétien et l'angoisse*, Desclée de Brouwer, Perpignan, 1994.

Du même auteur, aux Éditions des Béatitudes :

*Identité, sexualité, des repères pour aujourd'hui*, 2012*.
*La dépression, vers une nouvelle aurore*, 2023.

* Disponible en version numérique sur le site : www.editions-beatitudes.com.

# TABLE DES MATIÈRES

Pour en savoir plus
sur les Éditions des Béatitudes,
catalogue et nouveautés, auteurs, vidéos, actualités…,
consultez notre site :
**www.editions-beatitudes.com**

Suivez-nous sur les réseaux sociaux :
Éditions des Béatitudes
@editionsdesbeatitudes

IMPRIM'VERT®

Achevé d'imprimer en mars 2025
Chez Présence graphique – Monts (France)
N° imprimeur : 032581077
Dépôt légal avril 2025